専門医が教える
快腸スルッと習慣!

シニアの便秘は寿命を縮める

大腸肛門病センター
高野病院院長
高野正太

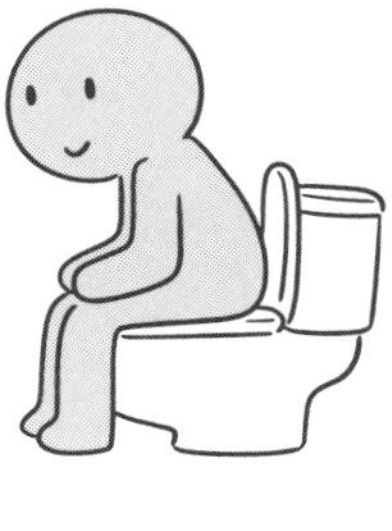

河出書房新社

「たかが便秘」という考え方が悲劇をまねく…●はじめに

便秘はよくある症状のひとつですが、「たかが便秘」では済みません。じつは、慢性的な便秘は高血圧や動脈硬化、脳卒中や心血管疾患、下肢《かし》静脈瘤《りゅう》などの循環器系疾患のほか、慢性腎臓病などのリスクも高めます。それどころか、死亡率を高め、寿命を短くします。

便秘にかんする研究成果は近年続々と明らかになってきており、便秘の専門医の見方や認識も、つぎのように変わってきました――「便秘は治療が必要な病気である」と。

女性に多い便秘ですが、じつは男性も50歳頃から徐々に増えはじめ、65歳頃からぐんと増加し、女性の数に接近してきます。そして、その後は男女ともに増え、75歳以上では便通の異常を訴える人の数は男女で変わりがなくなります。

年齢を重ねると多くの人が便秘になるわけですが、だからといって、放置しておいてよいわけではありません。

便秘は心身に影響し、生活の質を落とします。日々を気分よく、快適に暮らすことができなくなります。何より、先にお話ししたとおり、循環器系などの重大な病気にかかるリスクを高め、さらには寿命を縮めるリスクまであるのです。

それでも、「たかが便秘」という意識が邪魔をしてしまうのでしょうか。自分であれこれいろいろな方法を試すものの、積極的に専門医を受診する人は少ないのが実情です。自己療法をつづけ、治るどころか悪化させ、便秘が直接的な原因で死にいたる人もいます。

慢性便秘は、医師の治療・指導を必要とする場合が少なくありません。医師の治療を受けることによって、ほとんどの人が改善します。そのことを強く訴えたいと思います。便秘に困っているシニアの人は、ぜひ医師、それも専門医の診察を受けてください。

また、シニアの手前のミドル世代の人たちは「慢性便秘予備軍」ともいえます。いまのうちから排便に気を配ることをスタートし、少しでも排便がおかしいと感じたら、積極的に治療することが、この先、便秘に苦しまないための秘訣《ひけつ》となるでしょう。

本書では、便秘と重大な病気のリスクとの関係から、便秘のタイプの見分け方、病院や医師の選び方、専門医の治療や検査法、自分でできる対策・改善法、市販の便秘治療薬の是非、そして便秘の苦しみから脱出する方法まで、わかりやすく解説します。

健康の原点は「食べることと出すこと」。排便をもっと意識し、もっと重視していただきたいと思います。

高野正太

シニアの便秘は寿命を縮める●もくじ

1章

シニアの便秘はこわい病気をまねく

2章

シニアはなぜ、便秘に悩まされる？

3章

便秘を我慢して命にかかわる事態に

4章

理想的な便の形・柔らかさとは

5章

専門医は便秘をどう診察・治療するか

6章

便秘薬のリスクと正しい使い方

7章

スルッと快便をうながすトイレ術

8章

のこさず便を出すおなかトレーニング

カバーデザイン●こやまたかこ
カバー・オビイラスト●123RF
本文イラスト●青木宣人
図版作成●原田弘和
協力●東 茂由

1章

シニアの便秘はこわい病気をまねく

歳をとると便秘で苦しむ人が増える

●生活習慣は変わっていないのに、便通が悪くなって…

シニアのみなさん、ふだんすっきりと排便できているでしょうか?

高齢化社会を反映しているのでしょう。近年、便通の悪さを訴えて受診する患者さんが増えています。

問診すると、「以前と生活は変わっていないのに、どういうわけか、この頃便通が悪くなった」と首を傾《かし》げる人が少なくありません。なぜ、便通が悪くなったのか、その理由がまったくわかっていないようです。

理由や原因は、ひと言でくくると「加齢のせい」ですが、だからといって、患者さんに面と向かって、

「それは、あなたが歳《とし》をとったからですよ」

とか、まして、

「老化現象ですよ」

などと直接的には言えません。

便秘治療のプロとして、言葉を選びながら説明し、便秘に加齢が関係していることを理解していただくように努めます。

●便秘は女性特有の症状か？

歳をとると便秘が増えるのは、データから見ても明らかです。

厚生労働省による「令和元年度国民生活基礎調査」の統計を見てみると、便秘有訴《ゆうそ》者（便秘の症状を訴えている人）は、加齢とともに増えていることがわかります。

この調査における「性・年齢階級・症状（複数）別に見た有訴者率（人口千対）」の項目では、有訴者数の総計は４３１万５０００人、有訴者率は３・４８パーセントです。男女をくらべると、男性約151万8000人に対して、女性は約279万5000人。そして、男性の約２・５４パーセント、女性の約４・３７パーセントの人が便秘の症状を訴えています。

以前から、便秘は女性に多いといわれてきましたが、この統計はそのことを明白に表しているといえるでしょう。

●高齢になると男性も便秘に

しかし、シニアになると様相《ようそう》が変わってきます。

便秘有訴者のデータは５歳区切りです。女性多数の圧倒的な差は、60〜64歳までつづきます。年代別の便秘有訴者率を追うと、女性は30歳から69歳まで、ほぼ横ばいの４パーセント前後で推移しています。

それが、70歳からはっきりと上昇に転じ、70〜74歳では５・８１パーセントに。そして、75〜79歳で７・９４パーセントと、さらに上昇します。

●年代別男女の便秘の有訴者率●

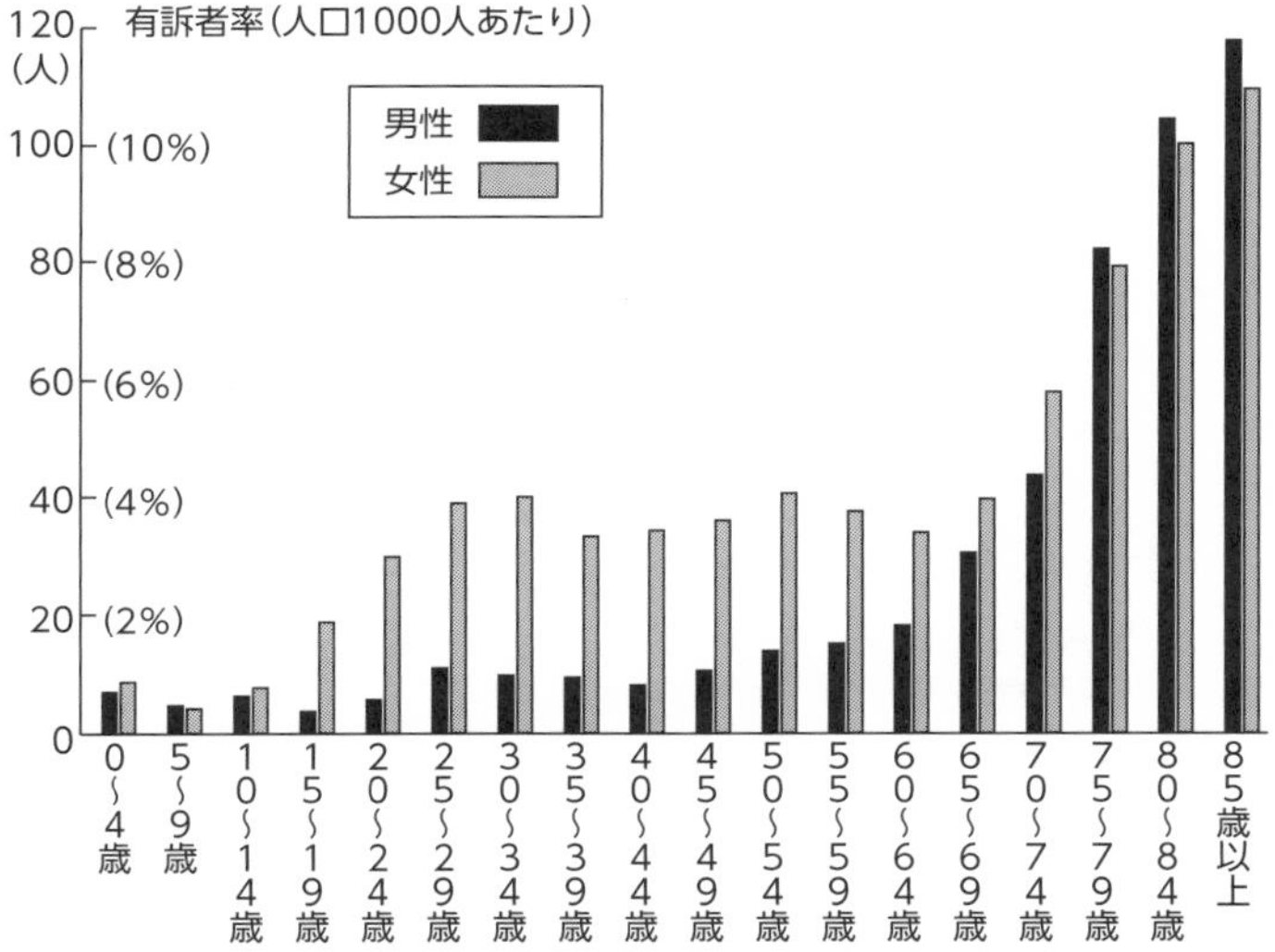

出典：令和元年 厚生労働省の国民生活基礎調査（改変）

その後も増えつづけ、80～84歳では10・08パーセントと10パーセントを超え、85歳以上では10・98パーセントです。

それでは、男性はどうでしょうか。60～64歳では1・81パーセントですが、65～69歳で明らかに増加して3・70パーセントに上昇します。そして、このあとは上昇の一途《いっと》をたどります。70～74歳が4・39パーセント、75～79歳になると8・24パーセントと、なんと女性を逆転するのです。

80～84歳では10・46パーセントで10パーセントを超え、その後さらに上昇し、85歳以上では11・84パーセントになります。

男女合わせた70歳以上で見ると8・09パーセント、同じく75歳以上では9・59パーセントに上ります。

以上の数字から、さまざまなことが浮かび上がってきます。

ひとつは、年齢を重ねると、男女とも便秘を訴える人が増えてくること。男性は40歳頃から徐々に増加してくるということ。女性は70歳頃から上昇に転じるということです。

つまり、性別に関係なく、シニアは便秘に注意することが求められるのです。

便秘は「治療が必要な病気」です

●どんな状態を「便秘」という？

2日間、便が出ず、腸も動く気配がないので心配になり、近所の消化器内科のクリニックで受診した。

ところが、先生からは「2日、便が出ないぐらいなら、便秘ではありませんよ」と、あしらわれた……。

あるいは、検査はしたが、「がんではないから心配ありません」といわれただけで、便秘のことは無視された……。

便秘に悩んでいる人たちのなかに、このような経験をもつ人は少なくないでしょう。

以前は、便秘は正式な診断名ではありませんでした。定義もあいまいで、「3日以上排便が無い状態」が便秘であるなどといわれていました。

また、専門医を除いて、一般の内科や消化器科・胃腸科では、便秘を積極的に治療しようとする姿勢はあまり見られませんでした。大腸がんが潜《ひそ》んでいないか、そのことのみに関心をもち、便秘そのものには無関心という傾向があったのです。

●「自分で何とかする」は危険

そんななか、2017年に『慢性便秘症診療ガイドライン2017』（日本消化器病学会関連研究会 慢性便秘の診断・治療研究会編、南江堂）が出版され、「便秘とは、本来体外へ出すべき糞便《ふんべん》を十分かつ快適に排出できない状態」と定義されました。現在では、このガイドラインにおける定義が標準となっています。

さらに、このガイドラインには、つづいてつぎのように述べられています。

「『便秘症』とは、便秘による症状が現れ、検査や治療を必要とする場合であり、その症状として排便回数の減少によるもの（腹痛、腹部膨満感《ぼうまんかん》など）、硬便《こうべん》によるもの（排便困難、過度の怒責《どせき》など）と便排出障害によるもの（軟便《なんべん》でも排便困難、過度の怒責、残便感とそのための頻回便《ひんかいべん》など）があります」

ふだんは聞きなれない言葉が登場したかと思います。補足すると、「硬便」は文字どおり「硬い便」のこと。そして「怒責」は「便を出すためにいきむこと」です。

それでは、なぜ便秘は治療が必要な病気なのでしょうか。

それは、便秘が死亡のリスクや脳卒中や心血管疾患などといった循環器疾患の発症リスク、さらには、さまざまな病気の症状の悪化に関係していることが、つぎつぎと明らかになってきたからです。

シニアの人のなかには、医師の診察を受けずに市販の便秘薬を常用し、ますます便秘を悪化させているケースが少なくありません。それどころか、「便秘は自分で対処するもの」と思いこんでいる患者さんもいます。便秘は、自己判断で対処するものではありません。医師の診察を受け、治療すべき病気なのです。

シニアの便秘は「重大な病気」を引き起こす

●慢性便秘を放っておくと怖い

便秘をあなどってはいけないのは、シニア世代に限りません。

とくに「プレ・シニア」ともいえる50歳代の人たち、排便の調子が少々よくなくても、あまり気にしていないのではないでしょうか？

ここまでお話ししてきたように、私たちは歳をとるにつれてスムーズに排便できなくなっていくものです。だからといって、

「自然なことだから、少々便の出が悪くなったからといって、別にどうってことないじゃない？」

と思っているならば、それはあまりにも楽天的すぎると言わざるをえません。

慢性便秘を放っておいてはいけません。毎日の便の出が悪い……その積み重ねがじつはさまざまな重大な病気——高血圧、動脈硬化、脳卒中、心疾患などのリスクとなり、大腸がん発症の原因にもなるかもしれないのです。

若い世代にくらべて、生活習慣病や加齢にともなって発症することがある病気を抱えている人が多いのがシニアの特徴です。

糖尿病やパーキンソン病の人は便秘になりやすいですし、「慢性便秘の人は、慢性便秘ではない人にくらべて寿命が短い」という米国の報告もあります。

昔から「快食快便」といいますが、快便は快食とともに健康の基本です。若いときならば、食生活が少し乱れても、若さの力で対応できるでしょう。

しかし、ミドルに差しかかる頃からは、しだいに対応することが難しくなってきます。さらに、シニアに差しかかった頃には、気がついたら便通が悪く、便秘をしがちになっています。

ですから、現在シニアの人たちはもちろん、40代、50代のミドル世代の人たちも、排便の重要性を意識し、いまから快便生活に努めるべきなのです。

●じつは「隠れ便秘」の人も多い?!

便秘の実態にかんする研究として、２０１６年に愛知医科大学消化管内科のグループがインターネット上で、20歳から69歳の一般生活者1万人を対象に行なった調査の報告があります。

まず、「自分が便秘だと思いますか」との質問に対し、「とてもそう思う」「まあそう思う」と答えたのは、有効回答者9523名のうちの4908名（51・5パーセント）でした。

さらに、この人たちを「便秘の自覚あり群」とし、それ以外の4615名を「自覚なし群」として両群を比較しました。

その結果は、「自覚あり群で有意に年齢が高く、女性の割合が多かった」と報告されています。

20歳から69歳を対象にしたこの調査で、半数が便秘を自覚しています。しかも、自覚あり群で有意に年齢が高かったというのですが、65歳以上に限ると便秘自覚者の割合はどの程度になっていたのでしょう。気になるところです。

また、この調査はオンラインで行なわれたものです。回答した人は便秘をはじめ、自分の健康に対して意識が高い人が多かったと思われます。

そのことも便秘自覚者の割合を高めた要因でしょうが、この調査の数字や割合を見ると、先に挙げた「国民生活基礎調査」の数値よりも、便秘の人はじつは多いのではないかと思われます。

便秘は「寿命を縮める」一因に?!

●慢性便秘は生存率に影響する

「たかが便秘」と、あなどってはいけません。なんと、「便秘の人はそうでない人よりも寿命が短い」という報告があるのです。

米国ミネソタ州居住の20歳以上の5262人を対象に、1988年から1993年にかけてアンケート調査を開始し、その後、長年追跡調査を行なったデータがあります。

アンケートに回答した3933名のうち、慢性の便秘を報告したのは622人で、年齢の中央値（データを小さい順に並べたときに、ちょうど真ん中に来る値）は65歳、60パーセントが女性でした。

いっぽう、便秘を報告していない人3311名の年齢の中央値は50歳で、50パーセントが女性でした。

そして、5年ごとに追跡調査を行なった結果、便秘を報告した人の10年生存率は73パーセント、便秘を報告しなかった人の10年生存率は85パーセントと、じつに12パーセントの

●便秘症の有無と生存率の関係●

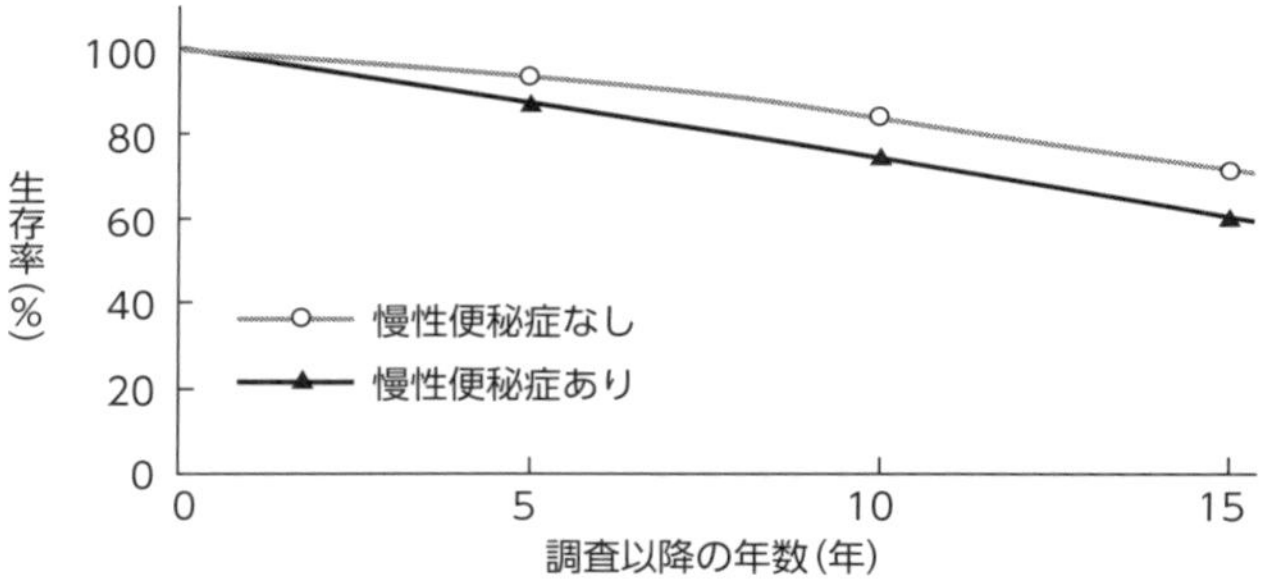

調査方法：
1988 ～ 1993 年に米国ミネソタ州の 20 歳以上の 5,262 例に消化器症状評価アンケートを行なった。アンケートに回答し、調査可能であった 3,933 例を対象とし、2008 年までの生存状況を行政の死亡記録によって確認し、機能性消化管障害と生存率の関連を検証した。

出典：Chang JY,et al.：Am J Gastroenterol.105:822,2010.

違いが表れました。

ちなみに、データの算出にあたって、生存率と慢性便秘との関連性は、調査時の性別、年齢、喫煙の有無、胃食道逆流、婚姻《こんいん》状況などの調整を行なったといいます。

報告書は、「便秘は生存率の有意な低下と関連しています。この関連性は、年齢、性別、併存《へいぞん》疾患を調整しても認められました」と結論づけています。

調査はその後も継続して行なわれ、２０１０年に発表された、15年追跡した結果をまとめた論文では、「便秘の人は、便秘でない人よりも20パーセント以上亡くなっている人数が多い」と報告されています。生存率は４分の３です。

●大規模調査が警告すること

また、米国で行なわれた別の調査結果もあります。2004年から2006年に登録された335万9653人の退役軍人を対象にした、全国的なコホート研究（大規模調査）です。

これらの人たちを2013年まで追跡調査し、便秘の状態（便秘の有無、下剤の使用の有無）と全死亡率（ある集団に属する人のうち、一定期間中に死亡した人の割合）、冠状動脈性《かんじょう》心疾患（CHD）の発生の関連を調べました。

その結果、335万9653人のうち、23万7855人（7・1パーセント）が便秘であると特定されました。

さらに、他の病気や薬の服用、社会経済的条件等を調整すると、便秘の人は全死亡率が便秘でない人より12パーセント高かったと報告されています。

どちらの調査でも、便秘の人は便秘でない人にくらべて寿命が短いことが明らかになったわけです。

なぜ、便秘は寿命に影響し、寿命を短くする一因となるのでしょうか。

このあとの項目で取り上げていきますが、脳卒中や心血管疾患など重大な病気のリスクを高めるなど、さまざまな健康被害をもたらすことと関係していると考えられます。

便秘が体におよぼす「悪影響」とは

●循環器疾患のリスクを高め、脳卒中は2倍近くに

慢性的な便秘は、体にさまざまな悪い影響を及ぼし、命にかかわるような疾患に直接・間接に関係することもあります。

その代表は、脳卒中、心血管疾患などの循環器疾患です。

以前から、便秘と循環器疾患による死亡とは関係があると考えられていましたが、それを裏づけるデータはありませんでした。

ところが、東北大学大学院公衆衛生学分野の本藏賢治氏らが行なった研究で、はじめて明らかになりました。

この大規模疫学調査は「大崎コホート研究」と呼ばれ、2006年に研究成果が発表されました。報告では、便秘と循環器疾患による死の関連が示唆《しさ》されています。

調査・研究の対象となったのは、宮城県大崎保健所の管内に住む、国民健康保険に加入

している40〜79歳の住民でした。参加した人数は4万5112人です。

調査は以下のように行なわれました。

まず、生活習慣にかんするアンケートを実施し、排便頻度について回答してもらいました。

その回答から、
①1日1回以上（3万6158人、男性の割合は52・2パーセント）
②2〜3日に1回（8119人、男性は31・5パーセント）
③4日に1回以下（853人、男性は27・3パーセント）
の3つのグループに分けました。

そして、循環器疾患による死亡、虚血《きょけつ》性心疾患、脳卒中による死亡との関連を検討しました。

循環器疾患とは、心臓と血管の病気です。心血管疾患（狭心症、心筋梗塞などの虚血性心疾患や不整脈、弁膜症、心不全など）、脳血管疾患（＝脳卒中。脳梗塞・脳出血・くも膜下出血）、動脈瘤《りゅう》などに分類されます。

血管・血液にかんしては動脈硬化を基礎疾患として発症する病気ですが、このほか、下《か》肢《し》静脈瘤など静脈の病気もふくめる場合があります。

循環器疾患による死亡との関係を調べるにあたり、結果に影響を与えそうな要因である性別、年齢、既往症（糖尿病、高血圧）、生活習慣（飲酒、喫煙、野菜果物の摂取、歩行時間）、さらされているストレスの程度、配偶者の有無、さらには就業状況などについても情報を得て、分析に利用しました。

13・3年間の追跡中、2028人が循環器疾患で死亡しましたが、「1日1回以上群」と比較して、循環器疾患による死亡のリスクは、排便頻度が低下するにつれて上昇する傾向を示しました。

循環器疾患で死亡するリスクは、「2〜3日に1回の群」では1・21倍、「4日に1回以下の群」では1・39倍でした。

そのうち、脳卒中による死亡は、「2〜3日に1回の群」のリスクが1・29倍、「4日に1回以下の群」ではなんと、1・90倍ととくに上昇していました。

心血管疾患と死亡率の関係については、前項でも紹介した、米国の退役軍人335万9

653人を対象にした調査もあり、「便秘であることと、下剤の使用は、心血管疾患と虚血性脳卒中のリスクを高める」との結果が報告されています。

さらには、閉経後の女性の便秘は、心血管疾患のリスクが増加するという米国の報告もあります。

9年間追跡し、観察したところ、便秘でない人に比較し、便秘の人での発症率は軽度（日常生活に支障はない）では1・09倍、中等度（日常生活に多少支障がある）では1・49倍、重度（日常生活が困難なほど支障がある）では2・00倍、それぞれ高いことが示されています。

便秘の程度が重くなるほど、心血管疾患発症のリスクが高くなることがわかります。

●呼吸器疾患を悪化させる要因にもなる

便秘は、気管支ぜんそくや慢性気管支炎などといった呼吸器疾患を悪化させる要因にもなります。

なぜなら、排便のときにいきむと、規則正しく呼吸することができなくなるからです。

そのため肺に負担がかかり、呼吸器疾患を悪化させることになるのです。

つぎの項でくわしくお話ししますが、いきむと血圧や心拍数も上がるので、心臓にも負担がかかります。

呼吸は心臓と肺が共同して行なっているため、この面からも呼吸器疾患がある人にとって、便秘と排便時のいきみはよくないといえます。

排便時の「いきみ」、シニアは要注意

●いきみは血圧や心拍数を急上昇させる

便が出にくいと、誰でもいきむものですが、シニアの場合は、それが命とりになることがあります。

なぜなら、便を出そうとしていきむことで、血圧や心拍数が急上昇するからです。

救急搬送された患者の11パーセントがトイレで倒れたという、救急救命センターの報告もあります。倒れた原因は、脳卒中、心筋梗塞、動脈瘤破裂、くも膜下出血などです。トイレで倒れたことから、発症に排便時のいきみが関係していると考えられます。

いきむことを医学用語で「怒責《どせき》（努責）」といいます。余談ですが、怒責は排便がうまくいかないことに対する怒りを感じさせますし、努責は排便のために努力するという感じがうかがえます。

また、「責」は漢和辞典にあたると、「苦しめる、悩ます」や「せきたてる」「果たすべきつとめ」などの意味が載《の》っています。便がスムーズに出ない苦しみがうかがえそうです。便が出にくいと、腹部に力を入れ、いきむことで腹圧《ふくあつ》を上昇させ、排便をうながそうとします。

この怒責は血圧や心拍数に影響します。いきむと、血圧は急上昇しますし、心拍数も増えます。つまり、血管や心臓に影響します。

若いときならば、血管も若く、弾力性があります。急激な血圧上昇にも血管は耐えることができ、上昇した血圧も心拍数もすぐに通常に戻ります。

ところが、シニアの世代になると、いきんだときの血圧上昇の幅はより大きくなります。便が出にくいと、より強くいきむことでしょう。そうすると、血圧がさらに急激に上がり、脳卒中や心血管疾患などで倒れてしまうのです。

●プレスリーの死も「いきみ」が原因だった?!

便秘が死の引き金になったと考えられる著名人に「キング・オブ・ロック」と称されるエルビス・プレスリー（1935～1977）がいます。

アメリカン・ドリームの象徴とされるほどの大成功を収めましたが、生い立ちが影響したのか、精神的に不安定だったといいます。

ストレスから甘いものを多食し、30歳なかばからはどんどん太っていき、40歳近くからは体調を崩していました。

腎不全や高血圧症などからくる心臓肥大、動脈硬化、低血糖症、膠原病《こうげん》などがあったといいます。さらに、ストレスに起因する偏食、そして過食と拒食をくり返し、それらがまた内臓疾患を悪化させました。そのうえ、これらの病気治療のために多量の薬も服用していました。

プレスリーは42歳のときに自宅で急死しました。一般的には、寝室で倒れていたのを発見され、死因は不整脈による心筋梗塞であったと信じられていますが、本当は倒れたのはトイレでした。

亡くなったとき、彼の腸管には4か月分の便が溜まっていました。便秘でいきみすぎた結果、脳卒中の発作を起こして死亡したともいわれています。

プレスリーの場合、高血圧症、重度の便秘症のふたつの要素が重なったこと。そして、排便のための過剰ないきみが加わり、トイレで脳卒中の発作を起こすという悲劇的なパターンをたどった典型的な例だといえるでしょう。

いきみは「動脈硬化の進行」を加速させる

●脳梗塞や脳出血のリスクが高まる

いきみが体に与えるデメリットはもうひとつあります。いつも排便時にいきむことで動脈硬化が進行するのです。

動脈硬化は年齢を重ねるとともに進行しますが、いきみと、いきみによる血圧の急上昇は動脈硬化の進行を加速させるリスクになります。

血管は血液が流れる管で、全身に張りめぐらされています。心臓から押し出された血液は動脈を流れて、全身の細胞に酸素と栄養を送ります。

そして、毛細《もうさい》血管で栄養と酸素、老廃物（プラーク）と二酸化炭素の交換が行なわれます。老廃物、二酸化炭素を受け取った血液は、今度は静脈を通って心臓に還《かえ》ります。心臓と血管・血液は、寝ているときも働きつづけ、いっときも休みません。働きつづけている血管の内壁《ないへき》には、脂肪や老廃物がしだいに蓄積してきますし、血管（動脈）にはつねに圧力がかかっています。

そのため、年をとるにつれ、血管は硬くなってきます。動脈硬化のはじまりです。脂肪の多い食生活やストレス、水分不足なども影響し、動脈硬化は進んでいきます。その結果、動脈の内壁に蓄積した脂肪や老廃物がはがれ、その塊《かたまり》が血管をふさぐと脳梗塞を引き起こします。また、動脈の血管も切れやすくなるため、脳出血を引き起こすおそれもあります。

そして、何よりやっかいなのは、血管の老化は自覚症状として現れないということです。そのため、病気を発症したときには動脈硬化がかなり進んでいます。動脈硬化が進行した動脈の血管は古いホースのように硬くなり、内腔も狭くなります。

このように、老朽化した血管は血液が流れにくくなるため、心臓は圧力を上げて血液を通そうとします。ふだんの血圧も高くなりがちです。シニアに高血圧が多いのは、動脈硬化が進行していることが一因なのです。

●便秘は血管壁にコレステロールをためる

代謝の面からも、便秘が動脈硬化を発症、悪化させる道筋があります。

脂肪をふくんだ料理を食べると、それを分解するために十二指腸で胆汁《たんじゅう》が分泌されます。胆汁はコレステロールからつくられます。

便秘で便が長時間腸に滞留《たいりゅう》すると、胆汁として分泌されたコレステロールを腸が再吸収します。

そして、再吸収されたコレステロールは血管内に蓄積されていきます。そのため動脈の血液がスムーズに流れなくなり、動脈硬化が起きたり悪化したりするのです。

便秘は「慢性腎臓病」の死亡リスクを高める

●進行すると腎不全へつながる

前出の東北大学の本藏賢治氏らのグループの研究では、便秘が慢性腎臓病の死亡リスクを高めることも明らかになっています。

慢性腎臓病は、進行すると尿が出なくなり、腎不全になって透析などを受けなければならなくなる病気です。

腎臓は、血液から体内に蓄積した水分や老廃物を「尿」として排泄《はいせつ》する重要な臓器です。慢性腎臓病は、腎臓の構造が壊れているか、あるいは尿をつくり出す機能が低下している状態です。

●排便回数と慢性腎臓病の関係とは

腎臓は、血液から水分や老廃物を濾過《ろか》する器官であるため、その働きが低下すると血液や血液循環に影響します。とくに慢性腎臓病は心血管疾患の発症を引き起こすと考えられています。

排便の回数が減少すると心血管疾患の死亡リスクは2割から4割増しに有意に高くなっていました。

これは便秘から心血管疾患へいたる道筋の途中に、慢性腎臓病が潜んでいることが考えられます。

便秘は「深部静脈血栓症」の発症リスクを高める

●発症率は便秘でない人の2倍以上

深部静脈血栓《けっせん》症は循環器疾患の一種で、心血管疾患や脳卒中と同様に、便秘によって発症リスクが高まります。足から心臓へと血液を戻す血管（静脈）に血の塊（血栓）ができる病気です。

この血栓が、歩行などによって血流に乗り、肺に到達すると、肺動脈を閉塞《へいそく》し、肺血栓塞栓症を発症します。

肺血栓塞栓症は国際航空便のエコノミークラスの乗客によく見られる症状で、通称「エコノミー症候群」という名前で呼ばれるようになってから、一般の人にも知られるようになりました。

狭い椅子に長時間座っていると、心臓に還る静脈の流れが低下し、とどこおることによって血の塊、つまり血栓ができます。そして、急に立ち上がって歩いたりしたとき、血栓が静脈の血流に乗り、肺に到達したときに肺の血管を詰まらせ、肺血栓塞栓症を引き起こすことがあります。

血栓が詰まるのは、肺の血管だけではありません。脳の血管を詰まらせれば、脳梗塞を発症する場合もあります。

デンマークの病院および外来クリニックのデータから、便秘と循環器疾患の発症リスクを調べた報告があります。

この研究では、便秘患者8万３２３９名と、便秘がない83万２３８４名を比較し、さまざまな循環器疾患のリスクを算出しました。

報告によると、便秘の人は便秘でない人と比較して、静脈血栓症が２・０４倍発症しやすいという結果が得られています。

他の循環器疾患のリスクは、便秘がある人ではない人にくらべて心筋梗塞が１・２４倍、虚血性脳卒中が１・５０倍、出血性脳卒中が１・４６倍、末梢《まつしょう》動脈疾患が１・３４倍、心《しん》房細動《ぼうさいどう》または心房粗動《そどう》が１・２７倍、心不全が１・５２倍で、いずれも便秘との関連が認められました。

なお、この関連は、便秘の診断後、最初の1年間がもっとも強く、緩下《かんげ》剤処方数の増加にともなって強くなったとのことです。

●女性に多い下肢静脈瘤を悪化させるおそれも

下肢の静脈の病気には下肢静脈瘤もありますが、便秘はこの下肢静脈瘤を悪化させる要因にもなります。

下肢静脈瘤は、下肢の静脈壁が内部の圧力でコブのようにふくれてしまうもので、コブは数珠《じゅず》のように連《つら》なってできます。皮膚表面に近い表在《ひょうざい》静脈に出るため、ふくれた血管がボコボコと浮き出て見えます。女性に多い病気ですが、立ち仕事に従事する男性にも見られます。

なぜ、便秘が静脈瘤を悪化させるのでしょうか。

便秘で排出されない便が溜まると、大腸はふくらみます。大腸がふくらむと腹圧が上がり、腹部の静脈が圧迫されてしまいます。また、便秘のときはトイレで硬い便を押し出そうとして強くいきみ、静脈の内圧が高くなります。

このように、静脈に負担をかけることから、便秘は下肢静脈瘤を悪化させやすいと考えられています。

便秘は「大腸がん」の発症につながる？

●まだ定まっていない、大腸がん発症の原因

「慢性的な便秘は、大腸がん発生のリスクになるのでは？」と恐れている便秘の人は少なくないことでしょう。

以前から専門医のあいだでは、「便秘は大腸がんの原因となる」という見方と「両者に因果関係はない」という見方に分かれていました。

２００７年に厚生労働省による大規模調査の結果が公表されましたが、そこでは「便秘と大腸がんに因果関係はない」と結論づけられています。

しかし、外国の文献では、便秘が大腸がん発症のリスクとなるという報告はさまざまあります。

米国のデータを調べた研究では、慢性便秘と便秘がない人（両方を合わせた平均年齢は61・9歳）の、１年間の大腸がんを発症した数を比較したところ、有病率は前者が２・７パーセント、後者が１・７パーセントでした。

国内でも、その後に行なわれた「福岡大腸がん研究」の結果で、便秘と大腸がんの発症に関係性があることが示唆されています。

なぜ、結論が出ないのでしょうか。それは、大腸がんの原因が何であるか、完全には解明されていないからにほかなりません。

結論は出ていませんが、大腸がんが腸に問題があって発症するのは明らかです。便秘と大腸がん発生の関係がはっきりしていないから、便秘を放っておいてよいということにはなりません。

大腸がんにならないためにも、やはり便秘にならないように気をつけるべきですし、便秘の人は便秘を改善すべきなのです。

●便秘の診察で、大腸がんを発見

単なる便秘だと信じこんでいたが、じつはその背後に大腸がんが潜んでいた——ということが実際にあります。

どういうわけか便秘がなかなか治らないので、「おかしい」と思って病院で受診して検査をしたら大腸がんが見つかった、ということはけっして珍しくありません。

頑固な便秘に対しては、大腸肛門科の医師ならまず、大腸がんを疑います。

大腸がんができ、腸がふさがれると、便が通りにくくなります。大腸ポリープも30ミリメートル程度の巨大なものになると腸をふさいでしまい、便が流れにくくなるのです。

いっぽう、「急に頑固な便秘になった」「3～4日、あるいは1週間に1回しか排便がない」という状態になり、大腸を検査したところ、大腸がん、それも末期の進行大腸がんが発見されたというケースがあります。

もちろん、進行度が中期の段階で発見されることもあります。

2章
シニアはなぜ、便秘に悩まされる？

便秘には、さまざまなタイプがある

●便秘の種類とは？

1章で紹介した『慢性便秘症診療ガイドライン2017』では、慢性便秘を「器質《きしつ》性」および「機能性」に分類しています。

器質性とは、腸に何かができていたり、腸の形が変わってしまったりすることで、スムーズに排便できず、便秘が起きているケースです。

●便秘のタイプ●

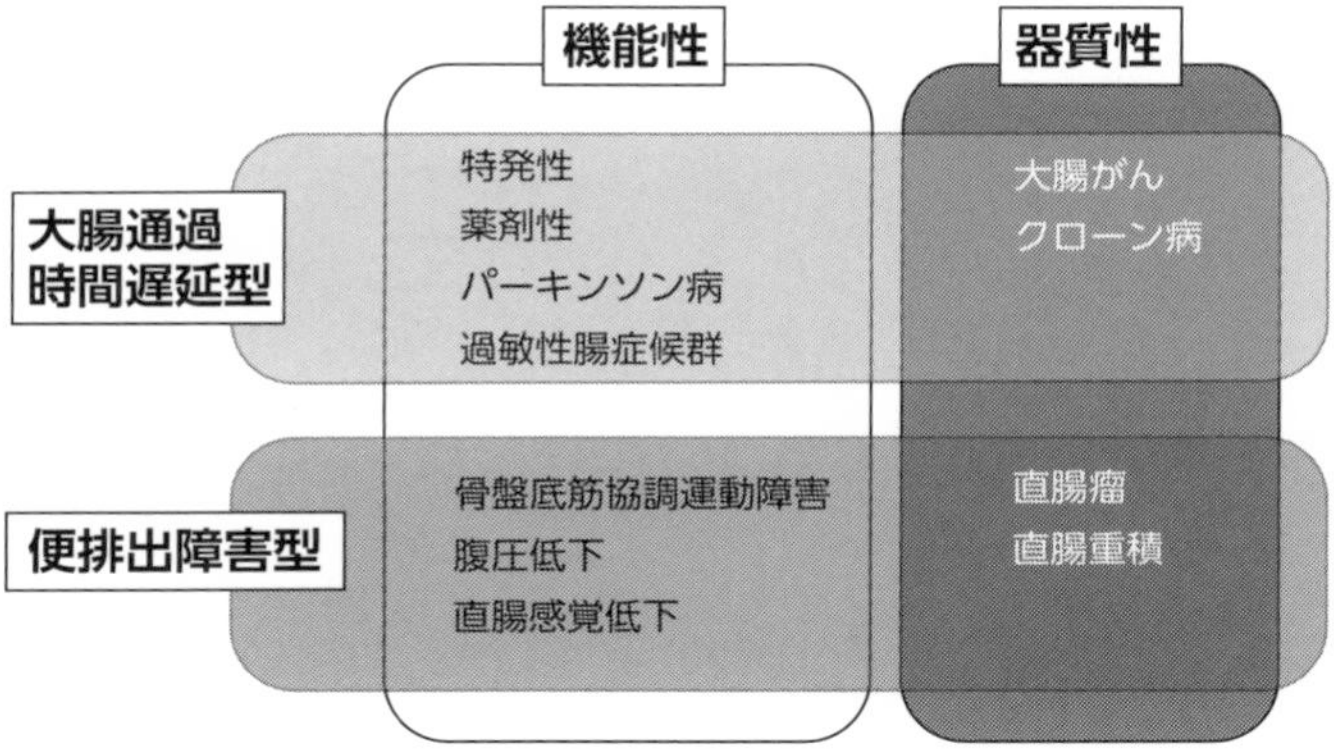

いっぽう、機能性とは、器質的な変化はないけれども、腸の動きが正常でないことから便秘になっているケースです。

さらに機能性便秘は、①大腸通過遅延型、②大腸通過正常型、③機能性便排出障害の３つに分けられています。

これらの専門的な用語は、一般の人にはわかりづらいことでしょう。そこで私は、つぎのように分けてとらえています。

まず、ガイドラインと同じように「器質性」と「機能性」に分けます。つぎに、このふたつを「大腸通過時間遅延型（大腸通過遅延型）」と「便排出障害型（排便困難型）」に分けます。

大腸通過時間遅延型とは、腸の働きが悪かったり、何かに邪魔されて便が直腸までに来るのに時間がかかってしまったりすることで、スムーズに便が出ないタイプをいいます。

便排出障害型は、便が直腸まで来ているのに、便を出す働きが悪かったり、直腸や肛門が変形したりして便が出せない場合をいいます。

便排出障害型は一般の人にはあまり知られていませんし、便秘を治療している医師のなかにも知らない人がいます。そのため、便排出障害型の便秘の患者さんに対し、大腸通過時間遅延型便秘の治療をずっとつづけているというケースも見られます。

以上の分類をもとに、便秘を前ページの図に示したように4つのタイプに分けて考えています。

●「機能性の大腸通過時間遅延型」とは

器質性と機能性、どちらの便秘も病気が原因で起こることが多くあります。

医学的にはさまざまな分類の方法がありますが、一般の人たちが「便秘」と呼んでいるものの大半は「機能性の大腸通過時間遅延型」です。

このタイプの便秘の原因は多岐《たき》にわたりますが、多くは食事内容、運動不足などの生活習慣や加齢が原因となる特発性《とくはつせい》、つまりは「原因が厳密に特定できない」ものです。

●慢性便秘症を引き起こす基礎疾患●

内分泌・代謝疾患	糖尿病（自律神経障害を伴うもの）、甲状腺機能低下症、慢性腎不全（尿毒症）
神経疾患	脳血管疾患、多発性硬化症、パーキンソン病、ヒルシュスプルング症、脊髄損傷（あるいは脊髄病変）、二分脊椎、精神発達遅滞
膠原病	全身性硬化症（強皮症）、皮膚筋炎
変性疾患	アミロイドーシス
精神疾患	うつ病、心気症
大腸の器質性異常	裂肛、痔核、炎症性腸疾患、直腸脱、直腸瘤、骨盤臓器脱、大腸腫瘍による閉塞

出典：『慢性便秘症診療ガイドライン2017』（南江堂）

また、他の病気によって二次的に便秘になることもあります。上の表にその一部を示しましたが、糖尿病、甲状腺機能低下症、パーキンソン病、過敏性腸症候群などです。本章の後半でくわしく説明していきます。

さらには、他の病気のために服用している薬が原因となる場合もあります。とくによく見られるのが、うつ病などで服用する向精神薬です。

シニアは他の年代にくらべて薬を常用しているという人が多くいることでしょう。その薬が原因となる「薬剤性便秘」というケースもあります。

ほかに考えられる便秘の原因として、最近話題になっているのが腸内細菌です。腸内細菌のバランスが崩れることによって腸内環境が不安定になり、腸管運動が低下して便秘になるといわれています。

●「器質性の大腸通過時間遅延型」とは

「器質性の大腸通過時間遅延型」の便秘の原因となる病気の代表は大腸がんです。進行すると腸をふさぎ、内容物が通りにくくなり、ふだんとくらべて便が出にくくなるし、おなかも張ってきます。

この場合、すぐに大腸がんが発見されるとよいのですが、初期の頃に「便が出にくくなって困った。どうしたんだろう」と病院に行っても、たいていの場合、「下剤を使って様子を見ましょう」となります。

それでも最初のうちは、ギリギリで便が通過していますが、がんが進行するにつれて腸をふさぎ、内容物が通らなくなります。便が詰まって出なくなってようやく、がんが発見されるわけです。

また、器質性の大腸通過時間遅延型は、クローン病が原因で起こる場合もあります。

●「器質性の便排出困難型」とは

器質性の便排出障害型の代表的な原因は、女性特有の直腸膣壁弛緩《ちつへきしかん》です。41ページの図のなかに「直腸瘤《りゅう》」とあるのは、この直腸膣壁弛緩のことで、婦人科などでは「直腸瘤」

●直腸膣壁弛緩●

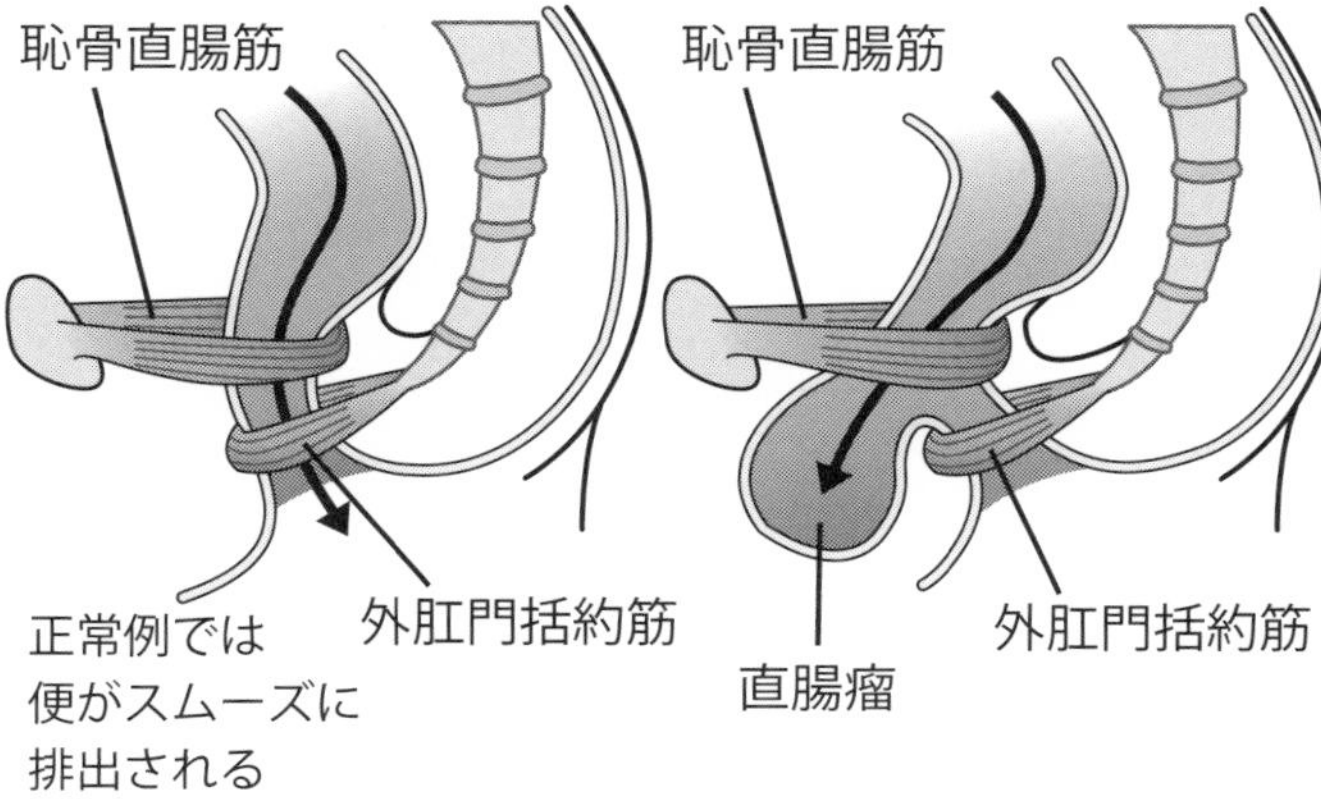

または「レクトシール」と呼ぶことが多いようです。

直腸と膣のあいだの壁はもともと薄いのですが、出産などによってさらに薄くなり、もろくなってきます。すると、排便するときに直腸が落ちこみ、直腸の前側が膣側に突出《とっしゅつ》して袋ができ、そこに便がつっかかって出にくくなります。この袋があることが自分でわかるという人もいます。

排便時に膣後壁を指で圧迫すると排便しやすいという特徴があり、便が出にくいだけでなく、残便感や頻便《ひんべん》（ひんぱんに排便があること）も見られます。

女性の場合、肛門の出口で便が詰まり、いきんでも便が出ない、もしくは出にくいというときは、この直腸瘤が原因となっているケースがあります。

この瘤に便が入りこんでしまうと、便意をもよおし、いきんでも便が出なくなります。刺激性便秘薬を服用しても水様便《すいようべん》が出るだけです。それも1回の排便では出し切れないので、何回もトイレに行くことになります。

シニアになると直腸瘤はさらに増えますが、理由は加齢とともに瘤が大きくなること、そして、おなかの力、骨盤の筋肉が弱くなるからです。

●排便協調運動の不調で「機能性便排出障害」に

便秘の患者さんの3割くらいには、機能性便排出障害（排便困難）が見られます。これは「排便協調運動」が加齢や神経障害によってうまくできなくなることで起こります。

私たちは排便するために、おなかに力を入れます。そうすると、ふつうは自然に骨盤内にある骨盤底筋が緩《ゆる》み、それによって排便します。これを、排便協調運動（骨盤底筋協調運動）と呼びます。

骨盤底筋は、その名のとおり骨盤の底に位置し、骨盤内にある臓器を支えている筋肉の総称です。骨盤内には膀胱《ぼうこう》、直腸、女性は子宮などの臓器が収まっています。骨盤底筋は、

●排便協調運動障害●

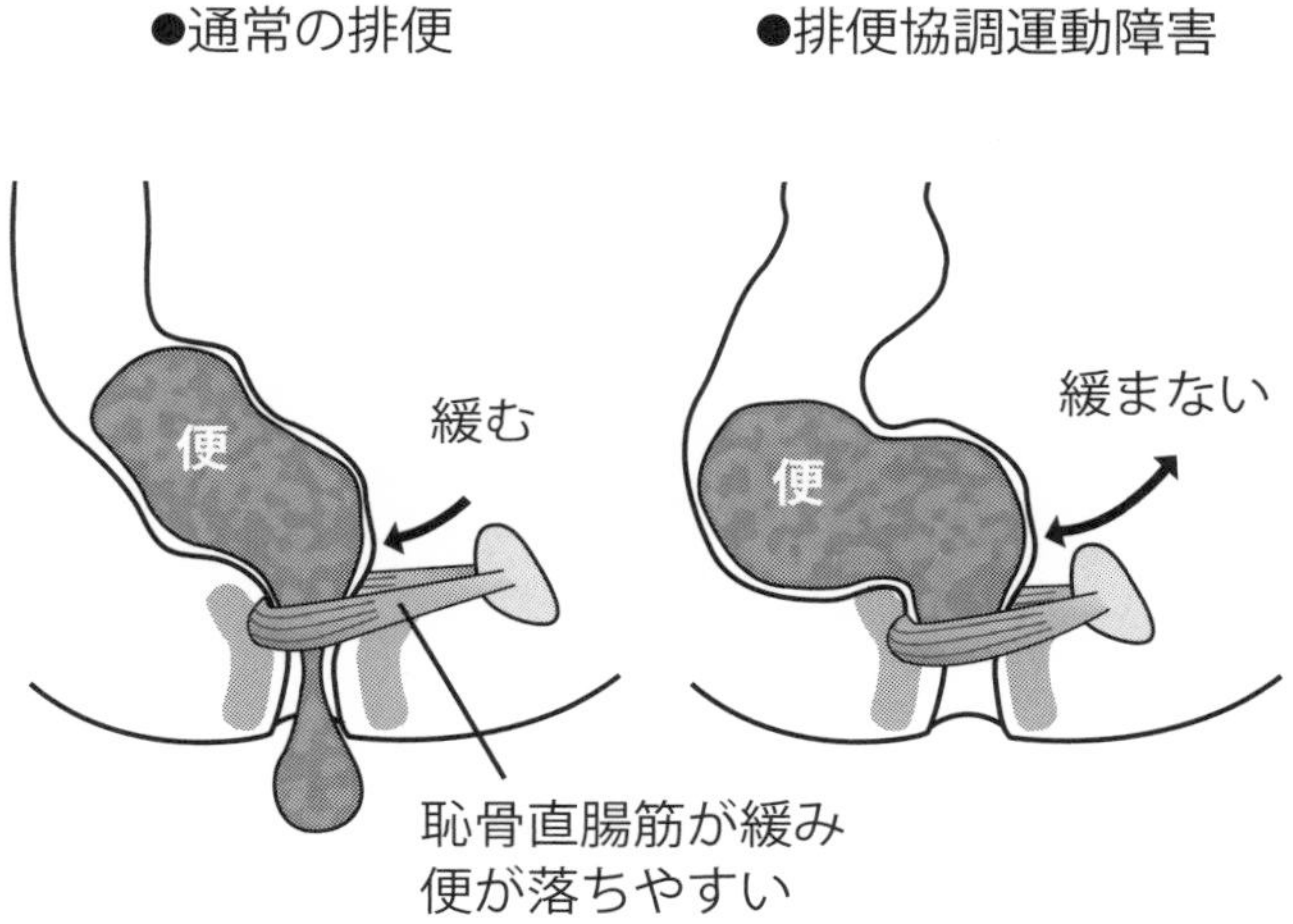

これらの臓器を正しい位置に保ち、尿道や肛門を締めて排泄《はいせつ》をコントロールするなど、重要な役割を担《にな》っている筋肉です。

一般的に、年齢を重ねるとともに排便協調運動がうまくできなくなります。おなかに力を入れると、骨盤の筋肉が緩むのではなく、力が入るようになるのです。

すると、直腸が曲がったまま（まがり腸）になります。便が通る道が曲がっているわけですから、当然の結果として、便が出にくくなるのです。

これは「排便協調運動障害」、または「奇《き》異《い》性収縮」と呼ばれており、シニアの便秘の原因のひとつとなっています。

また、直腸肛門の感覚（知覚）が低下し、

便が直腸に来ていることに気づかずに溜まってしまうのも、機能性便排出障害の原因になります。直腸肛門の感覚低下も、シニアの便秘の要因のひとつです。

●スムーズな排便に欠かせない「恥骨直腸筋」

骨盤底筋のうちでも、便を出すためにとくに重要な役割をするのが「恥骨《ちこつ》直腸筋」です。この筋肉は恥骨の内面からはじまり、直腸の背後《はいご》をループ状に囲んで前方に牽引《けんいん》し、腸を支えます。肛門を閉じる働きもあり、直腸を締めつけているゴムのようなものとイメージするとよいでしょう。

歩いたり座ったりしているとき、この恥骨直腸筋はつねに収縮《しゅうしゅく》しています。ぎゅーっと直腸を前のほうへ引っぱっているような感じです。すると、直腸が前に曲がります。健康であれば、立ったり座ったりしても、便が勝手に漏《も》れることはありませんが、それはこの「まがり腸」のおかげなのです。

排便するときには、体幹筋《たいかんきん》を収縮させ、腹圧を上昇させます。すると、そのときに無意識のうちに恥骨直腸筋が緩みます。そして、恥骨直腸筋が緩むことで直腸がまっすぐになり、便が落ちやすくなります。出口を締めている肛門の筋肉である「肛門括約筋《かつやく》」も緩み、出口が開いて、便がするりと出てくるのです。

いかに巧妙なしくみかがわかるでしょう。このように、恥骨直腸筋などの筋肉が協調して働くから、スムーズに排便に至るわけです。

恥骨直腸筋が緩むべきときに緩まず、逆に収縮すると、直腸は曲がったままで、便をもよおして排便しようとしても便は出にくくなり、便秘を引き起こす原因となります。

●恥骨直腸筋の働き●

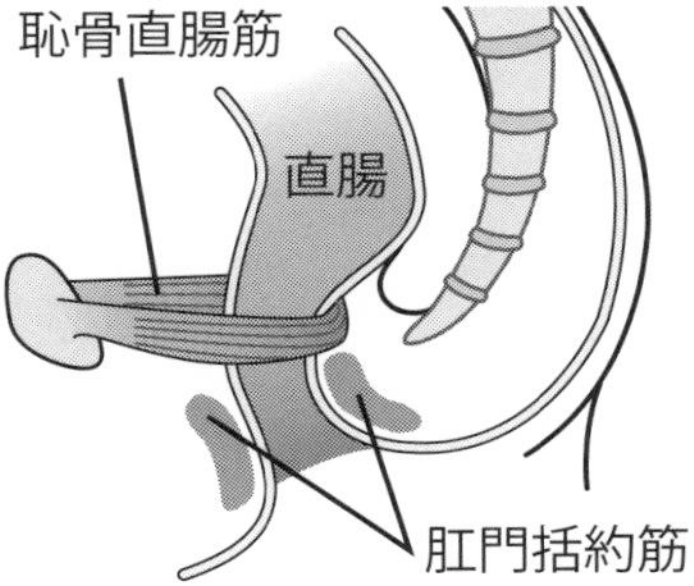

恥骨直腸筋が緩むことで
直腸がまっすぐになる

シニアが便秘になりやすい理由とは

●若い世代とシニア世代で異なる便秘の原因

便秘は世代に関係なく見られますが、若い世代とシニアでは便秘の原因、理由はまるで違います。

若い人の便秘には、過敏性腸症候群によるものがあります。この病気でよく見られる排便障害は下痢ですが、下痢と便秘をくり返すタイプもありますし、やがて慢性の便秘へと進行するケースもあります。シニア世代にも、過敏性腸症候群による便秘の人がいます。

また、若い女性の便秘には、女性ホルモンが強く影響しています。さらには、不規則な生活や食生活、偏《かたよ》った食事内容に原因がある場合も少なくありません。

いっぽう、シニアが便秘になりやすいのは、シニア特有の理由があります。『慢性便秘症診療ガイドライン２０１７』では、加齢による便秘の要因として、つぎの７つを挙げています。

①腸管を動かすための神経細胞の減少
②直腸感覚の低下
③骨盤底筋の協調運動の低下
④基礎疾患
⑤薬
⑥運動量減少
⑦食事量減少

シニアの便秘には、体の老化（生理学的変化）と排便機能の老化・低下、生活習慣などが互いに影響しています。それぞれについて、くわしく説明していきます。

●老化が進むと、体にどんな変化が起きる？

「20年前はこんなことはなかった。なんも苦労せずに、毎日便が出ていたのになあ」
80歳の男性患者さんが、診察中にこぼした言葉です。

これまで健康に生きてきた人ならきっと、この患者さんと同じような思いを抱くことでしょう。無理もない話です。しかし、私は老化を自覚することはとても大切だと考えています。

本書の「はじめに」でも触《ふ》れましたが、シニアが便秘になりがちな理由をひと言でいうと、老化です。

年齢を重ねると、全身的に神経の働きも、筋肉の働きも低下してきます。排便にかかわる神経や筋肉の働きも同じです。腸の血液循環も悪くなります。感覚も鈍感《どんかん》になり、腸の働き、つまり蠕《ぜん》動《どう》運動が弱くなります。以前と同じような生活をしていても、排便機能はしだいに悪くなってくるものなのです。

それは、1章で紹介した年代別の便秘有訴《ゆうそ》者率からも明らかです。男女平均の便秘有訴者率は、65～69歳で3・48パーセントですが、70～74歳では5・81パーセントに、75～79歳で7・94パーセント、80～84歳では10・08パーセントに上昇し、以降も上昇の一途《いっと》をたどります。

このデータはすなわち、年齢を重ねるほど便通が低下し、便秘になりやすいことを表しています。

●老化は腸管を動かす神経細胞を減少させる

老化による生理的な変化から便秘の原因を見ると、まず、神経細胞の減少があります。腸管の壁には神経細胞があり、加齢によって変性、減少します。これらの神経細胞の変化により、腸管の働きが低下することが一因と考えられますが、明確なエビデンス（証拠）はないようです。

●直腸感覚が低下し、便意を感じにくくなる

通常、便が直腸に移動すると直腸壁が刺激されます。その刺激が仙骨《せんこつ》神経を通して脳（大

脳皮質）に伝わることで便意をもよおします。ですから、便意とは「腸と脳が相関して便を出す準備ができた合図」のようなものだといえるでしょう。

わかりやすく説明すると、腸が蠕動し、排便したいと思うのが「便意」です。一般的には「便をもよおす」といいます。

ところが、慢性的に便秘がつづいたり、便意を我慢することが習慣になったりすると、便意をもよおさなくなります。これを「直腸型便秘」と呼ぶこともあります。

便秘の患者では、約57パーセントに便意をもよおさない、つまり便意の消失が見られたという報告があります。ちなみに、便秘ではない人では、便意の消失率は約8パーセントでした。

年齢を重ねるといっそう便意を感じなくなり、このこともシニアの便秘を増やしている一因となっています。なぜ、便意を感じにくくなるのでしょうか。

それは、便が直腸に移動しても、それを感じる感覚が鈍くなるからです。そのため、そのサインが脳に伝わらず、便意をもよおさないのです。

近年の研究では、便意を感じるのは骨盤内筋肉だといわれています。シニアになると、この筋肉が弱くなります。働きが弱くなるだけでなく、感覚も低下するのです。また、骨盤内神経や陰部《いんぶ》神経の障害によって、直腸肛門の感覚が低下することも関係すると考えられています。

加齢とともに神経細胞は減少しますが、減少すると知覚が低下し、直腸に便が来ても気づきません。すると、「便が溜まる↓便から水分が吸収され、硬くなる↓さらに便が出にくくなり、便が溜まり、直腸が拡張する」という悪循環に陥《おちい》ってしまいます。

これを慢性的にくり返していると、直腸の口側の大腸も拡張して腸管運動が低下し、さらにもっと、便が出にくくなるのです。

年齢を重ねると、機能が低下するのは腸だけではありません。一般に肛門も締まりが緩くなります。便を出すときは、腸と肛門が協調して働きますが、肛門の筋肉が弱く、締まりが緩いと便漏れの一因にもなります。便漏れもまた、便秘の形態のひとつです。

●便秘治療の盲点になる排便協調運動障害

年をとると、排便協調運動（46ページ参照）がうまくできなくなる場合があります。先にもお話ししたとおり、排便に関係する筋肉や神経の働きが低下するからです。これは、便秘治療においても盲点になっています。

排便協調運動がうまくできているかどうかは、直腸指診《ししん》、排便造影検査（ディフェコグラフィー）などの検査を行なって調べます。

●「高血圧で排便協調運動障害」の人が抱えるリスクとは

高血圧で便秘のある人が無理に便を出そうといきむと、脳卒中の発作を起こしかねません。なかでもリスクが高いのが、排便協調運動がうまくいかない場合です。

排便協調運動障害があるのにいきみすぎると、血圧がどんどん上がり、ついには、脳の血管が高い圧に耐えられずにプツンと切れてしまうのです。脳卒中（脳出血）の発作です。

高血圧で便秘の場合は、血圧をコントロールするとともに、排便協調運動障害を改善することが、脳卒中のリスクの解消につながります（133ページ参照）。

●体幹筋の筋力低下で、便が出にくくなる

シニア世代の便秘には、体幹筋の筋力低下も影響しています。

便をもよおし、出そうとするとき、体幹筋が働くことで便が押し出されやすくなります。ところが、高齢になると一般的に体幹筋の筋力は低下していくのです。

また、女性は男性にくらべて若いときから便秘の人が多いのですが、その原因のひとつに体幹筋の筋力が弱いことが関係しています。

体幹筋を鍛えることで、排便時にうまく働き、以前よりスムーズに便が出るようになります。そして、便が出にくいときは、体幹筋を動かすことで腸が刺激され、蠕動運動が高まります（168ページ参照）。

●自律神経の働きが低下し、腸の蠕動が抑制される

腸の蠕動が起きるとき、自律神経は副交感神経が優位になっています。排便反射は副交感神経優位のときに活性化し、交感神経は抑制的に働きます。副交感神経が優位に働くから、腸が動き、排便できるのです。

排便は、環境要因やそのときの精神状態に左右されます。周囲がうるさかったり、イライラしていたりすると、副交感神経優位にならず、腸は蠕動しません。旅行に行くと便秘になる人は珍しくありませんが、それは環境が変わり、旅先にいるという緊張感のためです。このようなときは交感神経優位で、なかなか副交感神経優位にはなりません。

自律神経は、意思とは無関係に、血液循環や臓器の働きをコントロールしている神経で

す。活動のときに優位に働く交感神経と、休息のときに優位に働く副交感神経から成っています。

意思とは無関係ですが、感情はストレートに反映されます。交感神経と副交感神経、どちらかに傾いたとき、体の各部はそれに反応します。血管は交感神経が高まると収縮し、副交感神経が高まると拡張します。

腸では、交感神経が働くと動きが抑えられるいっぽう、副交感神経が働くと動きます。便意が起きても我慢できるのは、交感神経が優位に働くからなのです。

この自律神経の働きは年齢を重ねると低下していきます。シニア世代はそのぶん、便秘になりやすいのです。

●胆汁酸の減少により、便が硬くなる

便秘の原因として最近注目されているのが胆汁《たんじゅう》にふくまれる胆汁酸です。胆汁酸は肝臓でつくられ、必要に応じて総胆管を通って小腸に送られます。胆汁のおもな働きは脂肪分の吸収です。

胆汁酸はおよそ95パーセントが小腸で吸収され、残りの5パーセント程度が大腸まで届

きます。そして、大腸の蠕動運動をうながしたり、粘液の分泌を促進したりします。

ところが、逆に大腸に送られる胆汁酸の量が少ないと、胆汁酸の働きが低下するため、便は硬くなり、便通が悪くなります。

大腸の胆汁酸が減る原因は、生活習慣やストレス、疲労などによる肝臓や胆嚢《たんのう》の機能低下と考えられています。

また、胆石症などで胆嚢を切除すると、胆汁酸は腸が必要とする以外のときでも、小腸から大腸へ流れこみます。そのため、胆嚢を切除した人は下痢を引き起こすことがよくあります。

●腸内環境バランスが崩れ、悪玉菌が増える

腸内細菌には、無数ともいえる腸内細菌が生息しています。腸内細菌には、善玉菌、悪玉菌、日和見菌《ひよりみ》があり、細菌叢《そう》（フローラ）を形成し、腸内環境を形づくっています。

これらは一定のバランスを保っていますが、年を重ねるとバランスが崩れてきます。善玉菌が徐々に減りはじめ、悪玉菌が増えはじめるのです。

胃腸の専門医の江田証《えだあかし》・江田クリニック院長の著書『新しい腸の教科書』（池田書店）に

よると、「60歳を過ぎた頃から腸内細菌の組成《そせい》に大きな変化が訪れる」といいます。

悪玉菌の増殖は腸の働きを低下させ、便秘の一因となります。

便秘の陰に「慢性疾患・シニアに多い病気」がある

シニア世代には、高血圧、動脈硬化、糖尿病、不整脈などの生活習慣病など慢性的な疾患を抱えている人が多くいます。慢性疾患は、便秘を引き起こす一因となります。

また、パーキンソン病や甲状腺機能低下症も、便秘の原因になります。さらには、脳梗塞や急性心不全、急性心筋梗塞を発症したあとに便秘になる場合もあります。

これらの疾患があると薬の服用をつづけるものですが、その薬が便秘の原因となることもあります。疾患ごとに説明していきましょう。

●糖尿病

糖尿病は、血中に糖（ブドウ糖）が過剰にある、高血糖状態です。血糖値が高い状態がつづくと、やがて血管・血行障害や神経障害がはじまり、さまざまな合併症を引き起こします。便秘もそのひとつです。

排便するためには、神経と筋肉が働きますが、筋肉は神経に支配されています。そのため、神経障害が起きると、神経だけでなく筋肉の働きも低下します。

また、腸が動くことには、血液循環も関係しています。血管・血行障害が起きると血流が低下するため、腸の働きも低下します。

大腸・肛門に以上のような状態が起こるため、糖尿病の人は便秘になるリスクがあると考えられます。高血糖が便秘を引き起こしているので、便秘の改善にはまず、血糖値を標準的な数値に下げることが求められます。

●パーキンソン病

パーキンソン病の発生率は、10万人に150人程度ですが、シニアに多く、60歳以上では100人に1人となり、高齢になるほど発症率は高くなります。

この病気は、体の動きをスムーズにするドーパミン（ドパミン）が減ることによって、筋肉が硬くなり、動きが鈍くなってしまう病気です。

パーキンソン病の患者さんには、運動が障害される以外に、さまざまな全身の症状が出現しますが、とくに高い確率で起きるのが便秘や睡眠障害、疲労、排尿障害、感覚障害、抑うつなどです。

全国パーキンソン病友の会・熊本県支部が、会員であるパーキンソン病の患者さんたちに行なったアンケート調査では、59パーセントの人が「パーキンソン病と診断されてから便秘になった」と回答しています。

そして、82パーセントの人が「便秘によって生活に何らかの支障が出ている」と答えています。

とにかく、頑固な便秘です。

パーキンソン病になると全身の筋肉が硬くなりますが、排便にかかわる筋肉の働きも低下します。また、パーキンソン病は自律神経の働きも低下させます。先にもお話ししたとおり、腸の働きは自律神経に支配されています。

加えて、パーキンソン病の治療薬を服用することによって便秘が増悪《ぞうあく》するともいわれています。

なお、パーキンソン病にともなうこれらの症状は、パーキンソン病を発症する何年も前からはじまっていることがわかっています。

●うつ病

うつ病の人には、便秘が多いといわれます。その原因は、部屋に閉じこもったりするなど、心身が不活発になるためだと考えられています。

身体活動が低下すると、腸の働きも低下してしまうため、便秘になるのです。また、便秘が原因でうつ状態になる人もいます。こういう人は四六時中、頭のなかは便秘のことでいっぱいです。

●認知症

認知症も、便秘の原因になることがあります。

「レビー小体型認知症」は、さまざまな種類がある認知症のなかで、アルツハイマー病（アルツハイマー型認知症）に次いで多く見られます。

この病気は、先に取り上げたパーキンソン病と非常によく似ています。認知機能低下による幻視や認知の変動、睡眠時の異常行動のほか、手足のふるえなど、アルツハイマー型認知症とパーキンソン病の特徴をあわせもつ疾患です。パーキンソン病と同じく、重度の便秘症状が出ることがあります。

認知症全体を見ると、便秘の原因は食事量が減少してしまうことにあります。そうすると、つくられる便の量も少なく、溜まらなくなり、排便する力が低下してしまうのです。また、認知症のために身体活動が低下する場合がありますが、そうなると腸の動きも弱くなり、便が出にくくなります。

●脳卒中の後遺症

脳出血や脳梗塞、くも膜下出血など脳卒中を起こすと、そのあとに便秘になることが珍しくありません。

原因として、半身麻痺《まひ》などの後遺症が残るため、体をあまり動かさなくなることが考えられています。体を動かす機会が減ると、神経や筋肉の働きが低下し、血液循環も悪くなっていきます。そのため、腸が動きにくくなり、便意も感じにくくなるのです。

●甲状腺疾患

甲状腺疾患も、二次的に便秘を発症する病気です。甲状腺は、さまざまなホルモンを分泌するホルモン器官で、そのうち代表的なホルモンが甲状腺ホルモンです。

ところが、何らかの理由で、この甲状腺ホルモンが過剰に分泌されたり、逆に分泌量が低下したりすることがあります。

甲状腺ホルモンの分泌異常は、他のホルモンの分泌にも影響します。甲状腺ホルモンが過剰に分泌されるのが「甲状腺機能亢進症《こうしんしょう》」、分泌量が低下するのが「甲状腺機能低下症」です。

機能亢進症の原因はいくつかありますが、代表的なものがバセドウ病です。いっぽう、機能低下症は橋本病という自己免疫疾患によって発症する場合が多いといわれています。

このふたつの疾患のうち、甲状腺機能亢進症は下痢を、甲状腺機能低下症は便秘を起こすことがわかっています。

甲状腺の機能が低下すると、全身の代謝だけでなく、消化管の代謝も低下します。腸の代謝も、消化・吸収・排便にかかわる働きも同様です。消化管の機能低下により、大腸内に便が長くとどまるため、便が硬くなります。しかも、慢性化しやすいのが特徴です。

甲状腺疾患の大半は女性で、発症年齢は20〜50代です。シニアに特有の病気ではありませんが、多くの場合、治癒《ちゆ》しないままです。機能低下症の患者は700万人いるといわれ、85パーセント以上は女性です。

当院に診察にみえた慢性便秘症の患者さんには、甲状腺疾患が便秘の原因ではないかと疑われる場合があります。

とくに女性の場合、その疑いが否定できません。これまで甲状腺疾患と診断されたことがない人の場合、血液検査を行なって血液中の甲状腺ホルモンの量を測定し、異常の有無を調べます。

●多発性硬化症

多発性硬化症は、厚生労働省が定めた指定難病のひとつです。患者さんは約1万8000人で、年々増えてきています。脳や脊髄《せきずい》などの中枢神経に炎症が起こり、全身にさまざまな症状が現れます。

便秘もそのひとつです。多発性硬化症の患者さんの50～70パーセントが少なくとも1回は便秘を経験していると推定されている、という海外の情報もあります。

発症年齢はおもに20～30代で、男性よりも女性に多く、割合は1対3です。50代以後に発症することは珍しいようです。

しかし、この病気は寛解《かんかい》と再発をくり返すため、シニア世代でも、この病気のために慢性的な便秘を抱えている人がいます。

●痔

便秘も痔を発症する要因になります。硬い便を無理に出そうとしていきむと、肛門の粘膜が切れて出血することがあります。それをくり返していると、切れ痔になってしまいます。

また、肛門の静脈がうっ血し、いぼ痔（脱肛《だっこう》）になったりします。痔があると便が出にくくなるので、「便秘でいきむ↓痔↓さらに排便が困難に↓痔が悪化」という悪循環に陥ってしまいます。

痔はシニア世代に特有な病気ではありません。しかし、年齢を重ねるほど増える傾向があります。

硬い便をなんとか出そうと便座に座りつづけることは、骨盤底の筋力を低下させ、痔だけでなく、直腸脱の原因にもなります。

便秘のシニアにありがちな生活習慣とは

シニアが便秘になりやすいことには、シニア世代にありがちな生活習慣も影響しています。さまざまな習慣が便秘の発症や悪化に関係していることから、便秘はいまでは生活習慣病のひとつととらえられています。

●身体活動量の低下と運動不足

年齢を重ねると一般的に活動性が低下します。体を動かさないと、腸も動きません。その要因のひとつは、仕事からリタイアしたことでしょう。定年後は1日、居間でほとんど動くことなく、テレビを見ているだけという人もいると聞きます。若い頃は定期的に運動していたのに、いつの間にかしなくなるということもあります。

年とともに体力が低下するものですが、それは老化現象のひとつです。筋肉量、筋力、そして身体機能の低下が見られます。

老化にともない、筋肉量が減ることを「サルコペニア」といいます。活動量の不足が体力低下を加速させるのですが、そもそも体力の低下が活動量減少の大きな要因になっています。また、ひざや腰の痛みや慢性疾患も、体を動かさない要因になります。身体が弱り、慢性的に痛みなどの症状を抱えていたりすると、体を動かすことが億劫《おっくう》になります。不活発の背景にうつ病の影響があるケースもあります。

このように、老化による体力の低下と運動量の低下は互いに影響し、この悪循環に陥るとサルコペニアになり、最終的には寝たきりになってしまうでしょう。

老化と運動量の低下は、神経の働きや筋力から身体機能全般の低下をもたらすため、当然、排便も困難になってきます。

●食事の量の減少

個人差はありますが、高齢になると一般に食事の量が減ってくる傾向があります。

原因として、加齢による消化吸収能力の低下が挙げられますが、ほかに、咀嚼《そしゃく》力の低下が影響している場合もあります。

また、身体活動量が減ることで空腹を感じにくくなることもあります。さらには、生活環境や食事環境、精神的な影響などさまざまな要因の関係も考えられます。

便をつくるには、そのもとになる飲食が必要です。ですから、食べる量が少なすぎると便があまりつくられず、そのため便が出にくくなります。食物繊維の摂取量も減り、そのことも、便秘の原因であるという指摘もなされています。

●体内の水不足

シニアの排便において、意外な盲点になっているのが体内の水不足です。シニアの便秘には、水分の摂取不足が影響している場合が少なくありません。

便は、大腸で水分を吸収して適度な硬さ（軟らかさ）になります。体内の水が不足するということは、腸も水不足になっています。だから便が硬くなり、出にくくなるのです。

年齢とともに、体の水分量は減ってきます。水を体内に保持する力が低下し、しかも脱水しやすくなり、それを感知する感覚もまた低下し、水分不足に気づきにくくなるのです。

そのため、のどの渇《かわ》きが察知できないので、水を飲もうとしません。

加えて、シニアは尿が近く、とくに夜間就寝中にトイレのためにたびたび起き、排尿することも体の水不足を助長《じょちょう》します。夜中のトイレを避けるために、水分摂取を控えることも脱水傾向につながります。

●薬の服用による副作用

薬のなかには、副作用として便秘を引き起こすものがあります。よく知られているのは、精神科や心療内科で処方される薬です。前述しましたが、私たちは、副交感神経が働くことによって、スムーズに排便できます。統合失調症やうつ病などの治療薬のうち、抗コリン薬などには副交感神経が円滑に働かなくなる成分がふくまれているため、腸の蠕動運動を低下させます。

高野病院の便秘外来で多いのは、うつ病のためにこの薬を服用しているケースです。また、パーキンソン病の薬にも抗コリン作用を有するものがあります。

このほか、非ステロイド性抗炎症薬やカルシウム拮抗《きっこう》薬なども、腸管運動の低下をもたらし、便秘を引き起こす原因となります。非ステロイド性抗炎症薬は、市販薬もあり、年代を問わず、頭痛などの痛みの治療に多用されています。

高血圧や狭心症によく処方されるカルシウム拮抗薬は、ふくまれている成分の作用で腸管が弛緩《しかん》し、蠕動運動が低下すると考えられています。

シニアには、慢性疾患や慢性的な痛みなどの症状を抱えている人が多くいます。そのため、ここで触れた薬を常用している人も少なくないことでしょう。便秘にこれらの薬が影

●慢性便秘症を引き起こす薬剤●

薬剤種	薬品名	薬理作用、特性
抗コリン薬	＊アトロピン、スコポラミン ＊抗コリン作用を持つ薬剤（抗うつ薬や一部の抗精神病薬、抗パーキンソン病薬、ベンゾジアゼピン、第一世代の抗ヒスタミン薬など）	消化管運動の緊張や蠕動運動、腸液分泌の抑制作用
向精神薬	＊抗精神病薬 ＊抗うつ薬（三環系、四環系抗うつ薬、選択的セロトニン再取り込み阻害薬、セロトニン・ノルアドレナリン再取り込み阻害薬、ノルアドレナリン作動性・特異的セロトニン作動性抗うつ薬）	＊抗コリン作用 ＊四環系よりも三環系抗うつ薬で便秘を引き起こしやすい
抗パーキンソン病薬	＊ドパミン補充薬、ドパミン受容体作動薬 ＊抗コリン薬	中枢神経系のドパミン活性の増加や、Ach活性の低下作用
オピオイド	モルヒネ、オキシコドン、コデイン、フェンタニル	＊消化管臓器からの消化酵素の分泌抑制作用 ＊蠕動運動抑制作用 ＊セロトニンの遊離促進作用
化学療法薬	＊植物アルカロイド（ビンクリスチン、ビンデシン） ＊タキサン系	＊末梢神経障害や自律神経障害 ＊薬剤の影響とは異なり、がん治療に伴う精神的ストレス、摂取量の減少、運動量の低下なども関与
循環器作用薬	＊カルシウム拮抗薬 ＊抗不整脈薬 ＊血管拡張薬	カルシウムの細胞内流入の抑制で腸管平滑筋が弛緩する
利尿薬	＊抗アルドステロン薬 ＊ループ利尿薬	＊電解質異常に伴う腸管運動能の低下作用 ＊体内の水分排出促進作用
整酸薬	アルミニウム含有薬（水酸化アルミニウムゲルやスクラルファート）	消化管運動抑制作用
鉄剤	フマル酸第一鉄	収斂作用で蠕動の抑制作用
吸着薬、陰イオン交換樹脂	＊沈降炭酸カルシウム ＊セベマラー塩酸塩 ＊ポリスチレンスルホン酸カルシウム ＊ポリスチレンスルホン酸ナトリウム	排出遅延で薬剤が腸管内に蓄積し、二次的な蠕動運動阻害作用
制吐薬	グラニセトロン、オンダンセトロン、ラモセトロン	5-HT³拮抗作用
止痢薬	ロペラミド	末梢性オピオイド受容体刺激作用

出典：『慢性便秘症診療ガイドライン2017』（南江堂）

響しているケースもかなりあると考えられます。

さらには、シニア世代は、複数の診療科や医療機関を受診している人が珍しくありません。そのため、複数の薬を服用している人が多く見られますし、なかには同じ薬を異なる医療機関で処方されている場合もあります。

4~5種類以上の薬を常用していると、どのような副作用が起きても不思議ではないと考えられています。便秘にかんしても、多剤を服用していることが影響していることがあるかもしれません。

●入院がきっかけで便秘薬が手放せなくなる

心臓病などの病気で入院すると、非刺激性の便秘薬としてスタンダードな酸化マグネシウムを処方されます。入院すると、体をあまり動かさなくなるために、腸の働きも低下しますから、この処方はどこの病院でも一般的に行なわれています。

患者さんは、この便秘薬を服用すると翌朝の便通がよいことを実感します。ところが、退院後に定期診察に行くと、この便秘薬は処方されません。

すると、患者さんはどうするでしょうか。おそらくは、酸化マグネシウムが市販薬として販売されていることを知ると、薬局で購入して服用するでしょう。便秘薬を飲むと便通がよくなることを体験したために、薬が手放せなくなるのです。

それは「また便秘になっても、便秘薬を飲めばいい」という依存心へとつながってしまいます。

●排便回数が少ない＝便秘と考えていい？

何をもって「便秘」と判断するかについては、かつては「3日に1回も排便が無い場合は便秘」というように、回数が目安になっていました。便秘の有訴率の統計なども、排便の回数を目安にしています。

しかし、じっさいは排便の回数は便秘の判断基準にはなりません。なぜなら、1日1回排便があっても、量はいつも少ないという人もいます。毎日排便はあるけれど、1回で全部出しきることができず、3回も4回もトイレに行くという人もいます。どちらの場合も便秘です。

いっぽう、2日に1回排便するだけだが、たくさん出てすっきりする。それが自分のパターンだという人もいます。このような人は便秘とはいえないのです。

3章

便秘を我慢して命にかかわる事態に

トイレを我慢するほど、慢性便秘につながる

●歳をとると、便をもよおす回数は減っていく

シニア世代は、便を我慢すると、やがて慢性的な便秘になりかねません。便をもよおしたときは、我慢してはいけないのです。

1日のうち、大蠕動《だいぜんどう》と呼ばれる大きな蠕動の波は2〜3度訪れます。ふつうは朝で、それも朝食のあとに起こることが多いです。

腸が動き、便をもよおしたとき、ほかの用事のために我慢し、すぐにはトイレに行かないことは珍しくないでしょう。絶対に手が離せないものではなくても、排便に用事を邪魔されたくないものです。

また、早くトイレに行こうと思ってはいても、我慢できるところまで我慢してしまうこともあるでしょう。あるいは、便意が強くないからでしょうが、排便は後回しでいい、便意が消えても、またもよおすだろうと、やり過ごすこともあるはずです。

年齢を重ねて腸の働きが低下すると、大蠕動の回数は減り、波も小さくなります。そのため、もよおしているのに便が出にくいとか、出たけれども量が少ないということが起こります。

若いときやミドルの世代なら、もよおしたのにこらえたり、やり過ごしたりしても、しばらくするとまた、便意が訪れるでしょう。しかしシニアは、腸の働きが低下している場合、その日1日、便意がそれきり起こらない場合もあるのです。便意の消失です。

●便意が「消えてしまう」わけ

なぜ、便を我慢すると、便意が消失するのでしょうか。

便が直腸に移動すると、直腸内壁《ないへき》が伸展《しんてん》し、その刺激が骨盤神経を介してさまざまな経路をたどって大脳に伝わります。すると、大脳は排便するよう腸に指令を出します。

便を我慢すると、排便抑制の刺激が骨盤神経、陰部《いんぶ》神経に伝わります。そこで腸は内肛門括約《かつやく》筋、外肛門括約筋を緊張させるから便意が消失するのです。

しかし、その我慢が便秘のはじまりとなることもあれば、我慢の積み重ねが慢性便秘を引き起こすこともあります。

このような道筋をたどるのは、なにもシニアだけではありませんが、シニアは一般的に腸の働きが低下しています。ですから、ふだんからもよおした便をたびたび我慢していると、若い人やミドル世代よりも便秘が慢性化するリスクがはるかに高いのです。

なお、便が直腸まで下りてきているのに、気がつかないのも便意の消失です。

排便の我慢で、直腸がふくらんでしまう

●「我慢すること」を習慣にしてしまう怖さ

便をもよおしたときに我慢するのが習慣になると、腸の機能はどんどん低下していきま

す。そのメカニズムは、つぎのように説明できます。

もよおしたとき、いつも我慢していると、だんだん直腸の感覚が麻痺《まひ》し、便が溜まっても、もよおさなくなります。怠《なま》けるのが癖《くせ》になってしまうのです。

すると、直腸内にとどまったままの便は、水分が吸収され、硬くなります。硬くなると、ますます便は出にくくなり、さらに直腸にどんどん溜まるようになります。

●便が溜まりすぎて、直腸がふくらんでいく

ところが、直腸も収められる量（収容量）に限りがあるので、溜まった便は行き場に困ります。すると、直腸は拡張していき、便をなんとか収めようとします。

このような状態になると、さらに直腸の感覚は麻痺するので、ますます便意を感じなくなり、無理に出そうとしても出なくなります。こうして悪循環に陥《おちい》ってしまうのです。

その果てに、慢性的な便秘のために便でいっぱいになった腸は風船のようにふくらみ、腸管壁は薄くなっています。

そんな状態のところへ、さらに新たな便が入ってくると、いったいどうなってしまうのでしょう。

●直腸に収まりきらない便はどこへ行く？

長い期間、便秘がつづくと、便秘治療の専門医でさえびっくりするほど便が腸に溜まることがあります。

直腸の便収容量には限りがあるので、収まりきらない便はその上の結腸に溜まります。そしてさらに、その上の小腸のほうにもたまっていきます。

このような人の腸をレントゲン検査で観察すると、腸全体が便でいっぱいになっています。その影響で、ほかの内臓の位置まで変わってきます。

そして、いよいよ収まりきらなくなると、薄くなっている腸管壁はこらえきれません。やがて腸管壁は破れ、便は腸管を突き抜け、腹膜《ふくまく》に漏《も》れ出ます。このとき、腸液もいっしょに漏れ、それらが腹膜を刺激するため、腹腔《ふくくう》内に炎症が起こります。

さらには、腹腔内は無菌のため、便や消化液のなかにいる細菌がどんどん増殖します。そして、細菌は血管に入り、内毒素のエンドトキシンを分泌します。

それに対して免疫が働き、細胞から大量のサイトカインを放出します。体を守ろうとしてサイトカインを放出するのですが、サイトカインは炎症物質であるため、逆に体を傷《いた》めつけることになります。

その結果、血圧は低下し、毛細《もうさい》血管の血液も固まってきます。こうなると体中の血液循環が支障をきたします。つまり、敗血症を起こしてしまうのです。

こうなると、体は一刻を争う事態となっており、緊急開腹手術をしないと命取りになりかねません。

●大腸全摘というケース。人工肛門になることも…

慢性の便秘が悪化し、腹腔内で炎症が起きたときや、敗血症を起こしたときは、緊急開腹手術を行ないます。開腹して腹腔内や大腸の状態を見て、大腸の一部を切除するケースもあれば、最悪の場合は大腸を全摘することもあります。

全摘の場合は当然、切除後に人工肛門を装着することになります。一部切除の場合でも、切除する箇所が肛門に近い直腸なら、人工肛門になります。

人工肛門は、腸の内容物（便やガス）を排出する目的で、腹壁に孔《あな》（穴）をあけ、腸をおなかの外に露出させる方法です。便の出口を、腸を使って人工的につくり出すので「人工」肛門と呼びます。

ある種の機械を埋めこんだりするわけではありませんが、そのままだと便が垂《た》れ流しになるので専用の袋（装具）を飛び出した腸の周りに装着します。

合併症として腸が脱出して伸びてくる人工肛門脱出が時おり見られます。いわば、人工肛門の脱腸です。少しばかりの脱出は様子を見ますが、脱出がひどくなると、装具がつけにくくなるだけでなく、腸粘膜を傷つけ、難治《なんち》性の潰瘍ができるようになってしまいます。

腸のなかが便でいっぱいになると、腹膜炎を起こしかけていない場合でも、摘便《てきべん》しても下剤を投与しても、便は一部しか取り除くことはできません。結局は緊急開腹手術をせざるを得ないのです。

便を我慢するということは、腸に多大な難儀を強《し》いていることがおわかりになったかと思います。

「便秘薬」で無理に出そうとしてはいけない

●軟らかい便が、硬い便と腸の隙間をすり抜ける

シニア世代は、便秘が慢性的になると便漏れが起こることがあります。当院にも、「もともとは便秘だったけれど、最近便が漏れることがあって困っています」と診察に来られる

●便漏れのしくみ●

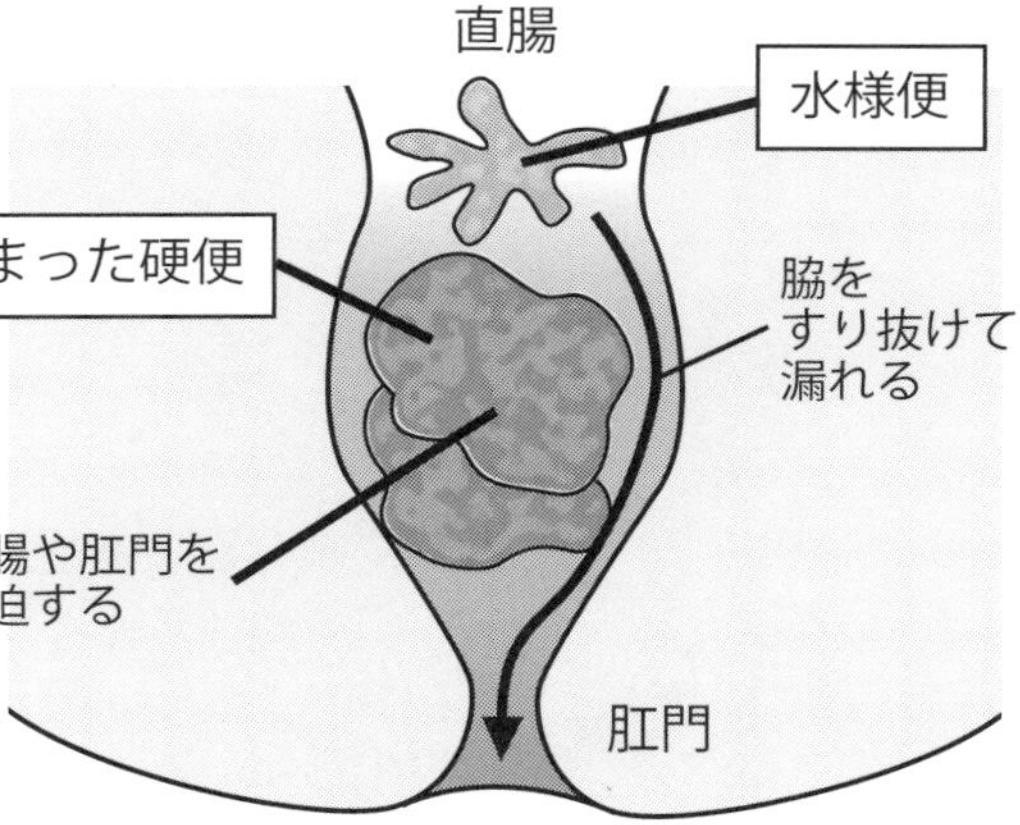

患者さんがいます。

なぜ、漏れてしまうのでしょうか。

慢性的な便秘の人の便漏れは、直腸に便が溜まっている人が、排便するために便秘薬を服用した場合に起こることがあります。便秘薬を飲むと、新たにできる便は軟らかくなります。

ところが、直腸の出口には硬い便が詰まっています。この硬い便は、便秘薬を服用しても容易には出せません。

そのため、新たにできた軟らかい便（軟便《なんべん》）は、硬い便（硬便《こうべん》）の隙間《すきま》をすり抜け、硬便で圧迫されて力を失った肛門から漏れてしまうのです。専門用語では「糞便塞栓《ふんべんそくせん》による失禁」と呼びます。

●便秘薬と下痢止めの服用をくり返す悪循環

さて、便が自然に漏れてきたら、どうするでしょうか。多くの人は、下痢止めを服用することでしょう。

下痢止めを飲むと、下痢は止まりますが、今度は便秘になります。すると、排便のためにまた便秘薬を飲みます。その結果、下痢は止まりますが、またも便秘になります。こうなると、ますます便秘は重症化し、悪循環から抜け出すのは容易ではありません。

「便秘の怖さ」に直面した患者さんたち

ケース1 腹部の激痛で緊急手術。大腸を全摘した70歳男性

慢性便秘を放っておいた果てに緊急開腹手術となり、大腸を全摘、人工肛門を装着することになった70歳の男性のケースです。

この方は、以前から慢性的な便秘を抱えていましたが、ずっと治療しないままでした。自分で便秘薬を飲むこともあったようですが、それもおざなりで、便秘を抱えた

まま、腸と体の不調と折り合いながら生きてこられたようでした。

ある日、腹部に激痛が走り、こらえきれずに救急車を呼び、高野病院へ搬送されました。救急隊員（救急救命士）が本人に症状などを聞き取りし、便秘が原因で腸に異常をきたしていると判断して、当院に送りこんだようです。

すぐにCTを撮影して画像を見ると、大腸全体に便が溜まっており、さらにあふれて腸管外に漏れ出ている様子でした。便秘のせいで腸に便が溜まり、腸は便に圧迫されて血流が悪くなり、穴があいて腹腔内に漏れ出ています。腹腔内は本来、無菌ですが、そこに便が来たために腹膜炎を起こしていました。

このままでは、細菌が血管に入って全身に散らばってしまいます。すぐに開腹し、処置を行なわないと命が危険です。

緊急手術でおなかを開けたところ、大腸はぺらぺらに薄くなっていました。便が溜まりに溜まったため、大腸はなんとかそれを収めようとして広がり、腸管壁が伸びきっていたのです。

このような状態になってしまうと、大腸を全摘するしかありません。便だけ取って、大腸は保存するというわけにはいかないのです。

大腸を全摘し、おなかの中を洗浄したあと人工肛門をつくり、患者さんはなんとか九死に一生を得ることができました。

この患者さんは当時70歳とまだ比較的若かったから、命が危ない事態から生還することができたのでしょう。もしも80歳であったなら、仮に開腹手術をしたとしても、体が耐えられなかったかもしれません。

前述したように、便が溜まりすぎ、機能が低下した腸は腸管壁が薄くなりますが、どの程度薄くなっているかは、開腹してじっさいに見てみない限りわかりません。とはいえ、この患者さんほどに大腸の腸管壁がぺらぺらになることはめったになく、それほどひどいケースでした。

とにかく、この男性は便秘によって招いた一大事を無事に乗り切り、その後も当院の外来に元気に診察に通ってきていました。

ケース2 排便時のいきみで血圧が急上昇し、脳卒中で倒れた80歳男性

「もともと高血圧で慢性便秘↓排便のさいに過剰にいきむ↓血圧が急上昇↓脳卒中の発作」という道筋は、慢性便秘が引き起こす重大な病気の典型です。シニア世代によ

く見られます。

そして、一命をとりとめたものの、半身麻痺が残り、脳卒中の後遺症のために便秘しがちになるという例も多く、脳卒中発作後の典型パターンといえるでしょう。

そのような経路をたどった男性のケースです。

ある日、「自宅で夫が倒れている」と119番通報があり、救急隊が駆《か》けつけたところ、トイレで高齢の男性が倒れていました。通報したのは男性の奥さんです。

奥さんにたずねると、男性は80歳、ふだんから便秘を訴えており、いつもトイレで踏んばる時間が長かったといいます。倒れたときも、そうだったのでしょう。なんとか便を出そうとしていきみすぎ、血圧が急上昇し、脳の血管が切れたのだと推察されます。意識はなかば失われていました。

倒れている顔の様子や呼吸の特徴、奥さんから聞き取った健康状態や生活状況などの情報から脳卒中を疑った救急隊員は、脳血管障害治療の専門病院へ男性を運びこみました。

病院の診断は、やはり脳卒中でした。幸い、内科的処置で症状はおさまりましたが、半身麻痺が残りました。

脳卒中の麻痺は片側の手、足の自由が利《き》かないなどさまざまな症状がありますが、便秘もそのひとつです。排便は、脳と腸の連携によってなされます。脳が障害されると、排便の連携が崩れます。

また、麻痺により、腸の動きそのものも悪くなります。そのため、便秘になったり、便秘がひどくなったりします。

この男性もそうでした。そこで、入院した病院でリハビリをひととおり終えたのち、便秘治療を専門的に行なっている高野病院へ転院してきました。

男性には、排便に対するトレーニングや食事などの指導を受けていただきました。入院期間は約20日に及びましたが、80歳という高齢にもかかわらず、それらをひと通りマスターし、スムーズに排便できるようになりました。食事にかんしては、看護師や栄養士がご家族に指導し、学んでいただきました。

この男性のケースは、便を出そうとして過剰にいきむと脳卒中を引き起こす典型的な例です。また、80歳という高齢であっても、排便のトレーニングをマスターできるという典型例でもあります。

ケース3 腸内で塊《かたまり》になっていた便をワイヤーで刻んで取り出した78歳男性

この男性は、5～6年前から便秘で、刺激性便秘薬を服用するようになっていました。便が出にくくなると刺激性便秘薬を服用して排出する、というパターンをくり返していたといいます。

刺激性便秘薬は一般に習慣性があるので、従来と同じ量ではだんだんと効かなくなります。この男性の場合も、しだいに服用量が増えていったとのことでした。

ある日、便意をもよおしてトイレに行きましたが、どういきんでも出ません。その数日前から、なんとなく便が出にくくなっていたと感じていたそうです。

苦痛に耐えかねている様子を見かねた家族が救急車を呼び、高野病院へ運ばれてきました。救急隊員は、本人と家族から様子を聞き取り、苦しみの原因は便秘と腸にあると考え、大腸・肛門と便秘の専門病院を選んだのだそうです。

救急隊員から患者さんの状況を聞いた私は、「便が溜まりすぎているに違いない」と考えました。

まず、肛門から指を入れて診察しましたが、何もありません。摘便しようとすると、便が溜まっていれば通常は指に触《ふ》れるものですが、何も触れないのです。

そこで、肛門から大腸にガスを注入して大腸をふくらませたあと、CTを撮りました。CTコロノグラフィーという検査で、コンピューターで解析して3D画像をつくり出し、大腸の形や大腸がんなどの器質的疾患の有無を確認します。

この検査で腸の内部を観察しましたが、腸に何か大きなものができているようです。それをくわしく調べるために肛門から造影剤を入れて観察すると、なんとウイスキーのグラスに浮かんだ丸い氷塊《ひょうかい》のような何かが漂っているではありませんか。

ひと目見てすぐに、便の塊であるとわかりました。テニスボール程度の大きさの塊が1個あります。

この塊を、肛門に指を差し入れて掻《か》き出そうとしましたが、つかまえようとしても、コロコロと転《ころ》がるというか、くるくる回るというか、指からするっと逃げてしまいます。

何度試みても、巧みに逃げられます。いきんでもらいましたが、大きすぎるからでしょう、自分では出せません。

つぎの方法として、肛門から内視鏡を入れ、鉗子《かんし》で塊を崩そうとしましたが、塊は硬くて歯が立ちません。この硬い塊が排便を邪魔しています。そこで今度は、同じ内視鏡でポリープを切るワイヤーを使って便を切り刻むことを試みたら、ようやくうまくいきました。

便を出そうとしても出せない、便排出障害型（42ページ参照）の典型的なケースです。このタイプの患者さんには、便を出すトレーニングを指導し、刺激性便秘薬はやめていただきます。

この男性はしばらく入院し、排便トレーニングをマスターしたことで便が自力で出せるようになり、刺激性便秘薬とも離れることができました。非常に幸運な結末です。

ケース4 便秘と便失禁をくり返していた、認知症の75歳女性

ご家族とともに高野病院へ来院されたとき、この女性はすでに認知症がはじまっている様子でした。便秘と便失禁をくり返し、困り果てた家族が診察に連れてきたのです。

ご家族の話によると、自発的に、自分から進んで排便しにトイレに行くことはまったくありません。おむつに、いつのまにか排便しているということでした。

初診のとき、肛門の動きを診る検査を行ないましたが、肛門は締まりも緩みもしません。

「いきんでみてください」と声をかけても、いきむことができないのか、それとも私の言葉が通じていないのか、いきんでいる感じはうかがえません。やはり、肛門は締まりも緩みもしないようです。

ご家族からも声をかけてもらいましたが、結果は同じでした。排便造影検査も行ないましたが、いきむことができないので、うまくいきません。

この女性のように、肛門が締まりも緩みもしないなら、自然におむつの中に排便してしまうはずです。いきまなくても、自然に便が漏れ出てしまうのです。ご家族に本人をトイレに誘導し、排便を手伝う方法を指導しましたが、それを実行するのはとても難しいことに違いありません。

このように進行した認知症の状態ですから、排便のトレーニングを行なっても、自発的な排便行動へはつながりません。そこで、定期的に坐剤《ざざい》を直腸に挿肛《そうこう》し、半強制的に排出させる方法を試みました。

坐剤の刺激によって数分後に排便するため、その頃に便器に座らせるという動作をご家族に誘導してもらいます。この治療によっておむつへの排泄が減少し、家族の生活の質は多少改善したようです。

しかし、おむつの汚染がなくなったわけではありません。認知症の人の排便トラブルは、認知症が改善されなければ、治療が難しいのです。

認知症に対する新薬も承認され、今後も治療は進歩していくと思われます。認知症にかんしても便秘同様、専門医を受診することをおすすめします。

ケース5 便秘を10年放置した末に人工肛門になった71歳女性

この女性は、10年前から排便が徐々に困難になっていったといいます。困難さがいっそう増し、高野病院の外来に診察に訪れました。

診察すると、腹部膨満《ぼうまん》がいちじるしく、下剤を投与しても効果が出ません。入院していただき、検査・治療を受けることになりました。

この女性がまず受けたのは、排便造影検査です。この検査は、坐薬で浣腸して便を出したあとに行ないます。

バリウム、水、小麦粉を混合した擬似《ぎじ》便を注入し、安静時と収縮時のそれぞれの腸の状態を観察したあと、造影剤のバリウムを排出してもらい、怒責時《どせき》（いきんだとき）の状態を静止画または動画に撮影します。しかし、この女性はいきんでも造影剤を排出することができません。

つぎに、大腸通過時間検査（経口マーカー腸管移送時間測定）を行ないました。24時間後の不透過マーカーを見ると、マーカーは直腸まで達していました。

つまり、肛門のすぐ際《きわ》まで、便は下りてきているのです。それなのに自力で排出できず、そのためにおなかが張ってしまうのです。

本人やご家族に腸の状態を説明し、保存的治療を提案しました。排便のための各種の基本トレーニングを指導し、あまり強くない便秘薬を処方するなど、保存的治療を3か月つづけました。それでも、症状の改善はほとんど認められませんでした。

そこで、「横行《おうこう》結腸双孔式人工肛門造設」という方法で人工肛門をつけることを決断し、本人やご家族に同意していただきました。横行結腸をおなかの外へ引きずり出し、腸は切除せずに単純に人工肛門を腹壁（おなかの皮膚）に作成する方法です。

その結果、腹部膨満は改善しましたが、人工肛門がずるっと飛び出してきたため、最後には、腹腔鏡《ふくくうきょう》というカメラを用いて左側の腸を切除し、横行結腸の人工肛門をつくり直しました。

こうしてようやく解決できましたが、けっして万々歳《ばんばんざい》の結果とはいえません。もっと早く便秘専門の医療機関で受診し、治療・指導を受け、保存的な方法をマスターして便秘を改善していれば、このような結果にはならなかったでしょう。そういう意味では、残念なケースです。

この患者さんは少し認知症があったようで、そのことも便秘を悪化させた一因かもしれません。

ケース6 「ただの便秘」と思いこんでいたら、大腸がんだった70歳男性

1章でもお話ししましたが、便秘だと思って医師の診察を受けて検査をしたら、じつは大腸がんだったというケースはよくあります。

ここで紹介するのは70歳の男性です。以前は便秘とは無縁だったのに、この頃急に便が出にくくなり、ときどき便が漏れることも起きるようになりました。

これはいくらなんでも、おかしい。どうしたのだろうか、ひょっとしたら、がんかもしれないと心配し、高野病院で受診しました。

本人の悪い予感は当たっていました。大腸内視鏡検査を行ない、腸の内部を観察すると、肛門を入ってすぐのところに大きな腫瘍がありました。直腸がんです。腫瘍は直腸の全周をぐるりと取り巻くように認められました。

手術は、腹腔鏡で直腸全部と大腸も一部、直腸に近いところを切除しました。全部で20センチメートル程度です。進行ステージは3期（リンパ節への転移あり）と診断されました。

大腸がん発見は、便秘がきっかけというケースがよくありますが、早期で発見できるか、さらにそれより進行して発見される場合もあり、人それぞれです。この患者さんも便秘が発見のきっかけでしたが、少し遅かったケースです。

ケース7 専門病院を受診したことで大腸がんが発見された68歳女性

この女性は、「おなかが張る」と訴えて来院しました。排便は「無いことは無い」といいます。指を肛門内に挿入して指診すると、何もありません。便が詰まっているわけではないと判断し、大腸内視鏡検査を行ないました。

すると、おなかの左側、大腸の途中の下行《かこう》結腸あたりに全周性（腸管を輪切りにしたときに、がんが全体を覆《おお》っている状態）のがんができていました。

ここにがんがあるために便が通過しにくく、腹部膨満感を訴えていたのです。腹腔鏡下の手術を行ない、腫瘍をふくめて約20センチメートルの腸を切除しました。

進行ステージは3期で、リンパ節への転移がありましたが、予後は良好でした。術後の5年間、定期的に診察に来ていましたが、再発はありませんでした。

大腸がんは企業や自治体の検診などで、便潜血《べんせんけつ》反応を行なって発見されることがあります。また、一般の病院で大腸からの出血が見つかり、それがきっかけでくわしい検査を行なって発見されることもあります。

さらには、この患者さんの場合のように、便秘をきっかけに病院で、とくに大腸肛門の専門施設で受診し、精密検査を行なって大腸がんが判明することもあります。

3つの道筋のうち、高野病院は便秘専門のセンターがあることから、便秘がきっかけで大腸がんが発見されるケースも多くあります。

大腸がんは日本人にいちばん多いがんです。すべての種類のがんのなかで、男女を合わせた年間の新規の患者数は1位、同様の死亡数は2位です。ミドル世代以降は定期的に検査することが求められます。

4章 理想的な便の形・柔らかさとは

食べたものから、便ができるまで

●消化・吸収のメカニズムとは

私たちは食べたものを消化・吸収することで、エネルギーと栄養を得ます。そして、その残りカスは便として体外へ排出します。食べて、出して、つまり摂取と排泄《はいせつ》をくり返して生きています。

私たちの体内には、口から食道を通って胃へ、さらに腸を経て肛門までつづく1本の消化管があります。その長さは8～9メートルにも及びます。消化管は食べたものを分解・消化し、必要な栄養分と水分を吸収したあと、老廃物を便として出します。

口から摂取した食べものは、歯で嚙《か》み砕かれ、唾液《だえき》と混ざったあと、食道を通って胃に送られます。胃のなかで胃液（消化液）と混ざり、胃の消化活動と胃液によってドロドロの状態になります。そして、十二指腸へ送られます。

十二指腸では本格的に消化・吸収活動がはじまります。胆汁酸《たんじゅうさん》と膵液《すいえき》の働きで、栄養素の大半が吸収されやすい形になり、その栄養は小腸で吸収されます。

そして、吸収が終わった残りカスが大腸へ送られます。大腸は消化管の終末部で、腹腔《ふくくう》の周りを取り囲んで走っており、盲腸、結腸、直腸に分けられます。

大腸は「分節《ぶんせつ》運動」や「振り子運動」という運動を行ないながら水分を吸収して便をつくり、直腸の手前のS状結腸まで移動させます。

振り子運動とは、「行ったり来たり」することです。食べものを混ぜ合わせながら移動させるために腸管が蛇腹《じゃばら》状に伸縮します。

この運動によって腸のなかを便が行ったり来たりするわけです。下方へ進んだら少し上方へ後戻りをして、そのあいだに小腸で吸収された残りのものから水分を吸収し、便を形

●腸管運動のしくみ●

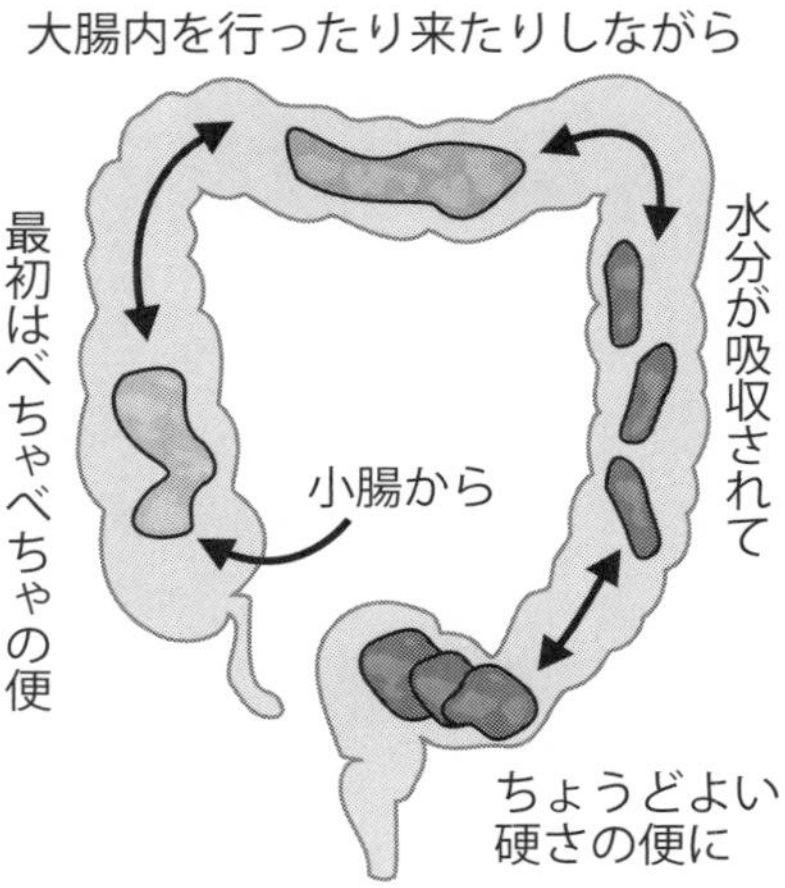
大腸内を行ったり来たりしながら
水分が吸収されて
ちょうどよい
硬さの便に
小腸から
最初はべちゃべちゃの便

づくっていきます。

上のイラストを見てください。右側の上行《じょうこう》結腸にいるときは、便はべちゃべちゃの水様《すいよう》です。それが行ったり来たりしながら徐々に左側に移動して、S状結腸では粘土状から固形のようになっています。

この大腸の運動は通常、夜寝ているあいだに行なわれます。S状結腸まで下りてきた便は、そこでいったんとどまりますが、排便の下準備はすでにできている状態です。

食事などの刺激が大腸に伝わると、脳から指令が発せられ、それにしたがってS状結腸から直腸に便が送られます。

直腸の壁は伸長性に富んでいるため、ある程度は便を溜めこんでおくことができます。その下の肛門に内肛門括約《かつやく》筋があるからです。この筋肉は自律神経に支配されており、自動的に肛門を締めるので、便が漏れるおそれはありません。

●スムーズに排便をおこなう体のしくみ

直腸に便が溜まると、そのシグナルが大脳に送られて、「便を出せ！」という指令がきます。朝起きて顔を洗ったり、着替えたりするなど、体を少し動かすだけで腸が動き、便意をもよおす人もいます。体がそのような習慣になっているのでしょう。

腸への刺激のなかでもっとも大きいのは、食事です。食事をとると、「つぎの食べものが入ってきたぞぉー。たまっている便を出してくれーっ。じゃないと、どんどん溜まってしまう」と信号を送ります。これを「胃大腸反射」といいます。胃と大腸のあいだで反射が起こるのです。

この反射が起こると、大腸は便を蠕動《ぜんどう》運動によって直腸まで送ります。直腸は、最終地点で便を保持しておく「袋」のようなものです。

ここまで便が下りてくると、直腸肛門が感知します。そして、仙髄《せんずい》の排便中枢という神経に伝わり、そのシグナルは脳に伝わります。

「便が来たぁーっ！　出さないと漏れてしまう！」

そこで大脳は、便を排泄するか我慢するか決めます。排泄しようと決めた場合は、トイレの便座に座り、腹圧《ふくあつ》を上げますが、そのさいに、肛門周囲の筋肉が自然に緩みます。こ

●胃大腸反射のしくみ●

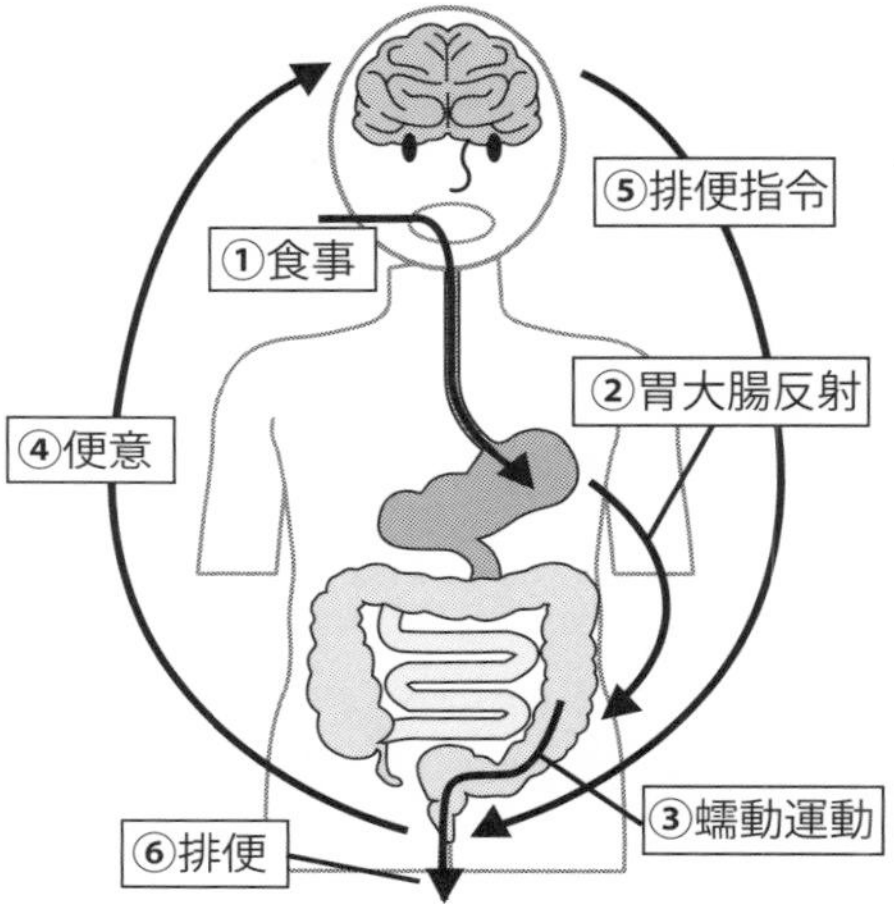

れを、排便協調運動といいます。

いっぽう、トイレに行くひまがなく、いまは排便しないでおこうと決めた場合は、骨盤底の筋肉を収縮させます。

私たちは、意思の力によって便意を抑えることができますが、それは以上のようなしくみによるものなのです。このシステムは巧みで、便意をもよおしたときに何かで手が離せなかったりして我慢すると、脳はそれを察知して排便を抑えるのです。

●便は大腸でこうつくられる

大腸は小腸の先につづいており、ここが消化管の最終部分となります。大きくは、盲腸、結腸、直腸に分けられ、全長はおよそ1・5メートル、太さは小腸の2~3倍あります。主要な役割は、小腸で吸収された残りのものから水分を吸収し、便をつくることです。

●便がつくられるまで●

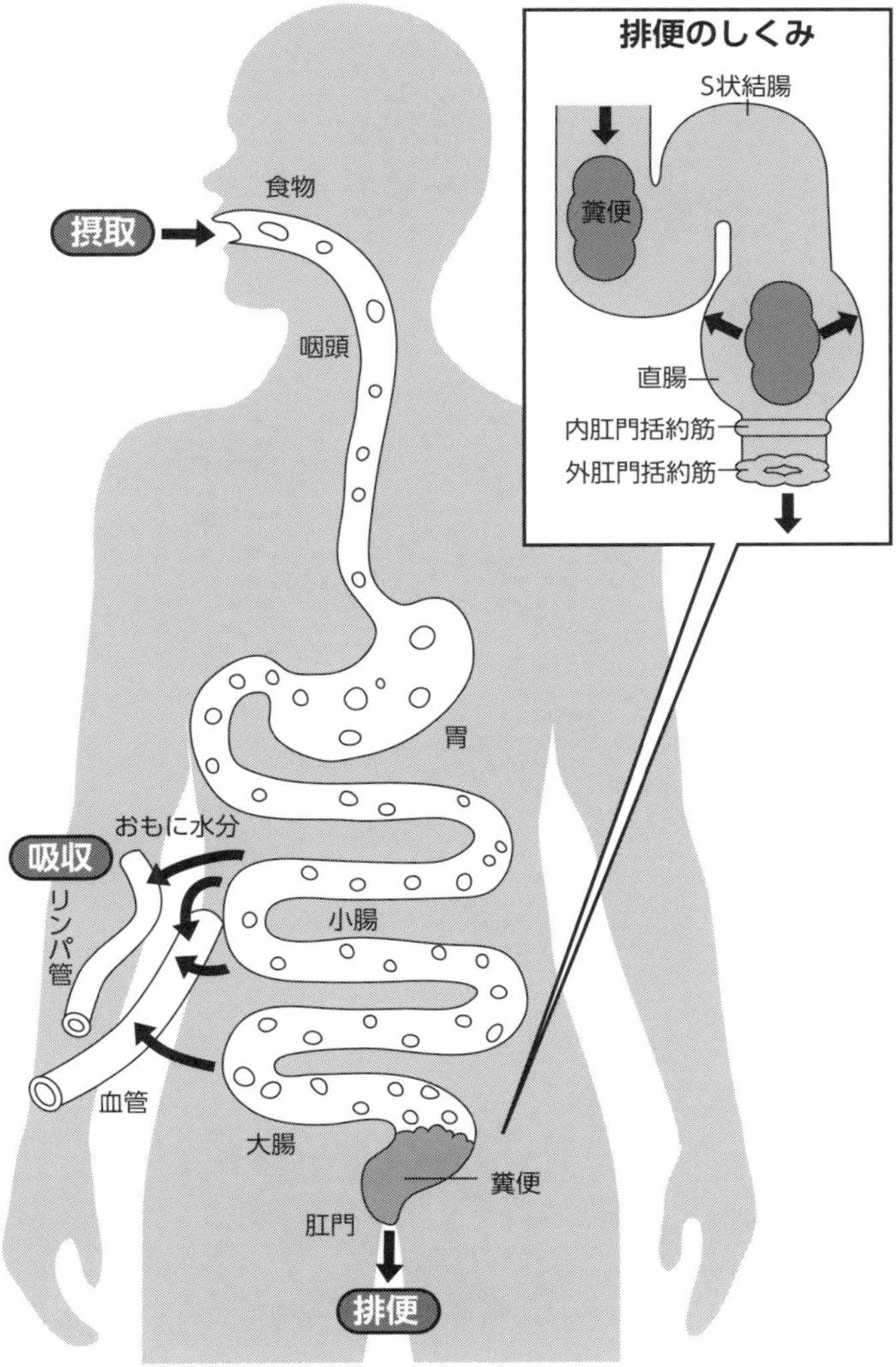
排便のしくみ
S状結腸
糞便
直腸
内肛門括約筋
外肛門括約筋
食物
摂取
咽頭
胃
おもに水分
吸収
リンパ管
小腸
血管
大腸
糞便
肛門
排便

盲腸は右下腹部にあり、回腸《かいちょう》と連結しています。左後壁からは虫垂《ちゅうすい》が垂《た》れ下がっています。

結腸は、上行結腸、横行《おうこう》結腸、下行《かこう》結腸の3つに分けられます。上行結腸と回腸はT字型につながっています。

そこには「回盲弁《かいもうべん》」という弁があり、この弁の働きによって大腸の内容物が逆流することを防いでいます。

また、結腸には縦走筋《じゅうそう》（消化管、血管、その他の細長い形をした内臓などで、長いほうの向きに沿って走る筋）でできた幅8ミリメートルほどの縦《たて》の筋が3本走っており、これを「結腸紐《ひも》」といいます。そして、消化管の終末部分にあたる直腸につながっています。直腸は長さ20センチメートルです。

大腸では15〜20時間かけて、小腸で吸収された残りのものから水分を吸収し、便がつくられます。

そして直腸につづく肛門が、消化吸収の旅の終点です。消化吸収した残りものがここから体外へ排出されます。摂取した食べものが便として排泄されるまで、だいたい24時間から72時間かかります。非常に長い旅です。

便は、何からできている?

●便の硬さ、柔らかさは何で決まる?

便は、食べたものを代謝した産物であり、食べたものを消化・吸収したカスと認識されています。そのせいでしょうか、私たちが産み落としたものといってもよいのですが、多くの人は「汚いもの」と毛嫌いします。

なるほど、他人の便なら、生理的に嫌う気持ちはわからなくもありません。しかし、大腸・肛門・便秘の専門医としては、自分の便に対しては、もっと愛着をもってもよいのではないかと感じています。

ところで、便は何でできているか、ご存じでしょうか。健康的な便の70~80パーセントは水分です。下痢したときの便は水分がもっと多く、90パーセント以上を占めています。いっぽう、硬い便の場合、水分は70パーセントを下回ります。

つまり、下痢っぽい便か、理想的な軟らかい便か、あるいは硬い便か、その程度や違いは、ふくまれる水分が多いかどうかで決まるのです。

●水分以外には何がふくまれている？

食べたものは大腸に入ったときは液体の状態ですが、大腸のなかを進んでいく過程で水分が吸収され、塊《かたまり》となっていきます。そのため、腸内を速く進むと便は水っぽくなります。食べものにあたるなどして下痢をした場合、体にとって良くないものを一刻も早く体外へ排出しようとするため、激しい下痢が引き起こされます。

逆に、通過時間が長ければ水分の吸収が進み、便は硬くなってきます。硬く出にくい便は水分が少なく、排便も困難になります。硬くコロコロした便はその典型ともいえるでしょう。

水分以外の20〜30パーセントは、食べたもののカスや腸内細菌、はがれ落ちた腸粘膜の細胞などです。腸粘膜の細胞は3日に一度の割合で古いものは脱落し、新しいものに入れ替わっています。

食べたもののカスは、消化されなかったものや、消化吸収された残りです。腸内細菌は、死滅した菌もいれば生きている菌もあります。

「理想的な便」とは、どんな便なのか？

●どんな形状・性質の便が望ましい？

排便は定期的にあるかどうかが大事ですが、もうひとつ気にすべきなのは、日々の便の性状です。便の性状は、便の量、色、硬さ、形、においなどで判断できます。

自分の今日の便は理想的な便かどうか。人それぞれ、自分で望ましいと思う便、理想的な便があるでしょう。

硬めで太く長い便が正常だと思っている人もいれば、自分にとっては軟便《なんべん》気味がスタンダードだという人もいます。いっぽう、少しでも下痢っぽい感じがすると、とても気になるという人もいます。

便の軟らかさ・硬さと形状は「ブリストル便形状スケール」という基準が目安になります。英国ブリストル大学のヒートン博士が1997年に提唱し、便秘や下痢の診断法のひとつとして現在まで国際的に使用されています。

次ページの便形状スケール表を見てください。この基準では、便をタイプ1からタイプ

●ブリストル便形状スケール●

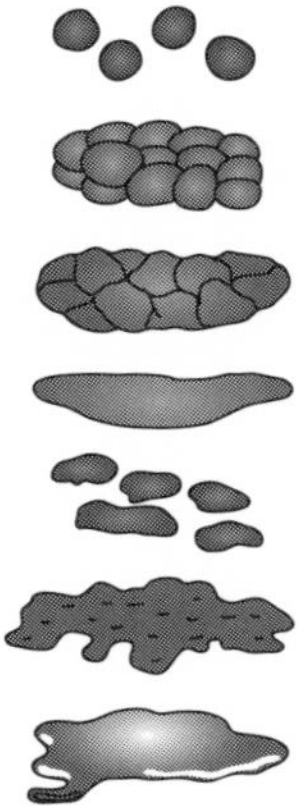

タイプ	形状	特徴
1		小塊が分離した木の実状の硬便
2		小塊が融合したバナナ状の硬便
3		表面に亀裂のあるバナナ状の便
4		表面が滑らかで柔らかいバナナ状の便（通常の便）
5		柔らかい半固形状の便
6		不定形で崩れた便（泥状便）
7		固形物をふくまない水様便

[O' Donnell LJD,et al.Br Med J 1990;300:439-440
Longstreth GF,et al.Gastroenterology 2006:130:1480-1491]

出典：『慢性便秘症診療ガイドライン 2017』（南江堂）を改変

7までの7段階に分類しています。数字が小さいほど、便はふくむ水分が少なく硬くなり、数字が大きいほど便は水分が多く、水っぽくなります。タイプ1とタイプ2が便秘の便で、タイプ6とタイプ7が下痢の便です。

正常な便はタイプ3からタイプ5となっていますが、少し幅が広すぎます。理想的な便は、タイプ4です。

補足すると、このスケール表はタイプ2、タイプ3、タイプ4で「バナナ状」という言葉を使っています。

ヒートン博士が記した文をそのまま翻訳すると、「バナナ状」ではなく

「ソーセージ状」となりますが、日本人には「バナナ状の便」が理想的な便という共通認識があります。その理由は、バナナ状のほうがソーセージよりも軟らかさがよく表されるからでしょう。

また、タイプ1の「小塊が分離した木の実状の硬便」という表現は、日本でよくいわれる「ウサギの糞《ふん》（兎糞《とふん》）のような硬いコロコロした便」のほうが適切でしょう。

タイプ4が理想的な便であることには理由があります。理想の排便は、ほとんどの人が体験的にわかるでしょうが、便器に腰かけたときすぐ、ほとんどいきむことなく、何秒もかからずにするっと出るものです。

「出たっ！」という感じで、「ああ、すっきりした」と満足できます。このような便が、タイプ4なのです。

●日本人の便の理想のタイプとは？

横浜市立大学医学部肝・消化器内科の中島敦教授は、ブリストル便形状スケールを用いて、インターネット上で日本人における便性状タイプごとのＱＯＬ（Quality of life＝患者の身体的な苦痛の軽減、精神的、社会的活動をふくめた総合的な活力、生きがい、満足度）を検討しています。

その結果、タイプ４の便がもっともＱＯＬが良好だったと報告しています。

タイプ４にくらべると、タイプ１からタイプ３の場合、便は塊として１回の排便で完全に出きらず、残便感が生じることにつながります。

いっぽう、タイプ５〜タイプ７の軟らかすぎる便や水様便の場合も、１回の排便で完全に出ることはなく、何回にも分けて排便することになります。

自分の通常の便の形状が１〜７のどのタイプに当てはまるのか、日々の便に照らし合わせてみるとよいでしょう。

●排便に要する「平均時間」は？

あなたは毎日、１回の排便にどれくらい時間がかかっているでしょうか。長い人もいれば、短い人もいるでしょう。

排便に要する時間についての、国による大規模な調査や研究機関による研究報告はありません。ある乳業メーカーが20〜59歳の男女計１万１６５６名にトイレに滞在する時間を調べた結果では、平均が５分41秒でした。

ほかにもインターネット上での調査はいくつかありますが、どれも滞在時間についてです。若い世代は、学校やいろいろな施設のトイレがシニア世代の頃よりも清潔で環境もよいからでしょうが、スマホを見ながら排便するために長くなるという人が少なくないそうです。シニアについての排便時間の調査はありません。

毎日排便はあるけれど、排出するのにいつも10分以上もトイレにこもって、ようやく出るというような人は、排便はあっても慢性便秘症に該当します。

そのことは、つぎの項目で紹介する「慢性便秘症の診断基準」を読むとわかるのではないでしょうか。

●慢性便秘症の診断基準は？

『慢性便秘症診療ガイドライン２０１７』では、国際的に広く用いられている「Ｒｏｍｅ Ⅳ基準」をもとに慢性診断の基準を定めています（次ページ表参照）。

まず、①において、ａからｆの６項目のうち、２項目以上が該当している場合を「便秘症」の基準にしています。

各項目のキーワードは、「強くいきむ」「硬便《こうべん》（硬い便）」「残便感」「排便困難」「介助が

●慢性便秘症の診断基準●

①「便秘症」の診断基準

以下の6項目のうち、2項目以上を満たす

a.	排便の4分の1超の頻度で、強くいきむ必要がある
b.	排便の4分の1超の頻度で、兎糞状便または硬便である
c.	排便の4分の1超の頻度で、残便感を感じる
d.	排便の4分の1超の頻度で、直腸肛門の閉塞感や排便困難感がある
e.	排便の4分の1超の頻度で、用手的な排便介助が必要である（摘便・会陰部圧迫など）
f.	自発的な排便回数が、週3回未満である

②「慢性」の診断基準

6か月以上前から症状があり、最近3か月間は上記の基準を満たしていること

Lacy BE,et ai.Gastroenterology 2016;150:1393-1407

出典：『慢性便秘症診療ガイドライン2017』（南江堂）

必要」「排便回数が週3回未満」です。

つぎに②で、6か月以上前から症状がつづいており、しかも最近3か月は①の基準（6項目中、2項目以上が該当）を満《み》たしている場合を「慢性便秘症」の診断基準と定めています。

この表については、『慢性便秘症診療ガイドライン2017』に、

「表は、RomeⅣ基準を翻訳改変したものであるが、この基準は、週に3回以上便が出ない人は腹部膨満感、腹痛や硬便による排便困難に悩むことが多く、排便時に4回に1回より多い頻度で排便困難感や残便感を感じる人は生活に支障が出るため、何らかの治療を要することが多いという疫学的データに基づいている」

と述べられています。

便の量は、食事内容によって変わる

●アメリカ軍を驚かせた「日本人の便の量」

便の量は、民族によって違います。理由は、食事の内容が異なるからにほかなりません。戦前の日本人は、現在よりもはるかに小柄《こがら》だったのに、とても大きい、「かさ」のある便を出していました。

日本人の便が、いかに大きなものだったかについては、よく知られた話があります。第二次世界大戦時、日米は南太平洋で激突。ガダルカナル島は激戦地と化し、日本軍は敗走しました。そのときアメリカ軍は、日本軍の露営地に残された糞便《ふんべん》の量から日本軍の兵力（人数）を割り出そうとしました。

その推定値は、大きく外れていました。なぜなら、日本人の便の量の多さをまったく知らなかったからです。アメリカ軍は、本来の4倍もの兵力があると推定したのです。

日本人の便はじつは大きいということに、アメリカ軍はいつ気づいたのでしょうか。おそらく戦後になってから、当時の日本軍の真実の兵力を知ったと思われますが、きっと驚いたことでしょう。

●戦後、日本人の便の量が激減したわけ

当時の日本人の便の量は、1人あたり1日平均で約400グラム、対してアメリカ人は100グラムしかありませんでした。アメリカ軍の推定ミスは、自分たちの排便量にもとづいてはじき出したからに違いありません。

当時の日本軍の主食は米などの穀類《こくるい》でした。穀類は食物繊維が豊富で、カスも出やすいものです。便にそのカスが多くふくまれるため、量が増します。当時の穀類は現代よりも一般に精白度が低く、そのこともまた、食物繊維を多くとることになっていたと考えられます。

「カイチュウ博士」といわれた故藤田紘一郎《こういちろう》・東京医科歯科大学名誉教授は、腸内環境や便の研究もつづけていました。その藤田教授の著書『健康はシモのほうからやってくる』(三五館)には、

「戦前、日本人の便の重さは1日1人あたり350〜400グラムくらいありました。それが現在では、150〜200グラムにまで減っています」

と記されています。

便の量が激減した理由は、食生活が欧米化し、穀類（米）の摂取量が減り、食物繊維の摂取量が極端に減少したからと見られています。

「便の色やにおい」は、食べたものを反映する

●肉食をつづけると便通はどうなる？

それでは、日本人が欧米なみの肉食を取り入れたら、便通はどうなるのでしょうか。日本では明治維新までの1200年間、肉食はなじみがうすいものでしたから、気になる人もいることでしょう。

便と腸内細菌の研究で著名な辨野義己《べんのよしみ》・一般財団法人辨野腸内フローラ研究所理事長は、30代のとき、肉をたくさん食べると腸内環境がどう変わるかという実験を行ないました。

その体験の結果を、著書の『究極のヨーグルト健康法 ここまでわかった乳酸菌パワー』（講談社＋α新書）で明らかにしています。

その結果はというと、便の変化は劇的なものでした。

「黄色みがかっていた便はしだいに黒ずみ、40日目ぐらいにはほとんどタールのような黒といってもいい色になっていた。においはだんだんきつくなり、腐った肉のような強烈なにおいを発していた」

と、辨野氏は記しています。

また、便中の腸内細菌について、

「善玉菌であるビフィズス菌は減少し、はじめの総数に対して占有率が20パーセントだったものが15パーセントになったいっぽう、悪玉菌であるクロストリジウムは10パーセントから18パーセントに増加していた」

と報告しています。

ちなみに、日を重ねるにしたがって、体臭はどんどんきつくなっていったそうです。

「パワーは出たが、体がしだいに重たく、いつも疲れているような気がした」

と記しています。

●「健康な便」は、こんな色やにおいがする

自分の便が健康かどうか、食事の内容が偏っていないかなどは、便の色やにおいからも

判断できます。

色は、肉や脂肪の摂取が多くなるほど濃くなります。あるいは、便秘気味で便が腸に長くとどまっていると、色は濃くなってきます。そして、肉ばかり食べていても黒っぽい色になります。

においは、健康で食事の内容がよい人でも、無臭ということはありません。健康的な便は、かならず漬物の「たくあん」のようなにおいがします。これがいわゆる「ウンコ臭」で、腸のなかで発生するインドール、スカトール、硫化《りゅうか》水素、メタン、アンモニアなどによるにおいです。悪臭というほどのものではありません。

便からの悪臭は食事の内容の偏《かたよ》りによるものが原因です。とくに肉を多く食べたあとの便は悪臭を放ちます。

また、食事の内容がいくらよくても、便秘気味で便が腸内に長くとどまっていると、便のにおいはきつくなってきますし、消化不良などで下痢をした便は腐敗臭がします。

5章

専門医は便秘をどう診察・治療するか

便秘で受診は「恥ずかしいこと」ではありません

●便秘のつらさは打ち明けにくい

「便秘は病気ではない」という認識が根強くあるからでしょう。慢性便秘で医療機関を受診する人は非常に少ないのが現実です。

慢性便秘で困っている場合、受診するのは当たり前ですし、受診するべきなのです。まずは、「便秘程度では医者にかからない」という固定観念を捨て去りましょう。

その固定観念にはまた、「便秘で医師の診察を受けるのは恥ずかしい」という気持ちも作用しています。

便秘のような、いわゆる「シモ（下半身《しも》）の話」は、プライベートに属するものです。かなり親しい人に対しても、自分から話題にすることはあまりないでしょう。毎日排便に苦労していても、その苦しさ、つらさを家族に打ち明けるでもなく、それどころか隠そうとする人さえいます。

さらには、排便すること自体を家族に知られまいとする人もいます。そんな人のなかには、排便にともなう音を恥ずかしいと思う気持ちが強いようで、水を流して音が聞こえないようにする人もいるようです。

●慢性便秘は誰にでも起こる病気

程度は違うものの、排泄《はいせつ》に対しては、誰でも「恥ずかしいもの」という感情や観念があります。しかし、それが過剰すぎると、便秘の原因になりかねません。なぜなら、便をもよおしたとき、誰かがそばにいると、排便に行くのをためらうからです。その積み重ねが、慢性便秘の一因になることがあります。

このような人の場合、精神状態がすぐに排便に影響します。何か気がかりなことがあって落ち着かなかったり、イライラしたり腹が立ったりすると、交感神経が優位になりやすく、たちまち排便が抑えられてしまうおそれが十分あります。

そんな人にとって、受診のハードルはたしかに高いでしょうが、便秘の専門病院サイドからすると、そのような恥ずかしさは無用です。

ここでは、便や便秘の話は当たり前です。医師もスタッフも、慢性便秘は誰にでも起きるという認識を共有しています。

ですから、スタッフと患者さんは医療者と患者という垣根《かきね》を越えて便秘の話をすることができます。それがふつうのことなのです。専門病院や専門医ということに臆《おく》することなく、受診し、相談するようおすすめします。

専門病院での受診をすすめる理由

●様子を見るべきか、受診すべきかの目安は?

慢性的に便秘がある場合、専門病院で受診すべきか、様子を見るべきか、判断の目安はあるのでしょうか。

4章で紹介した「慢性便秘症の診断基準」の①の6項目（110ページ参照）のうち、2項目以上を満《み》たしていれば、受診したほうがよいと考えられます。

そのような基準はありますが、病院で受診するべき節目《ふしめ》は、やはりこれまでの自分流の方法では対処できなくなり、行き詰まった場合です。

慢性の便秘を抱えている人のなかには、刺激性便秘薬を飲みつづけることで、なんとか便を出しているという人が一定の割合でいます。

薬が最近効かなくなり、しかも量を増やしても出が悪いという事態に陥《おちい》ったら、専門医の診察を受けるべきです。刺激性便秘薬を長期間飲みつづけると、大腸の粘膜は黒ずんできて、伸びきっています。

粘膜が黒変《こくへん》した状態を「大腸メラノーシス」といいます。このような状態になってしまったら、いくら刺激性便秘薬を飲もうとも、便秘は悪化していくだけなのです。

●タイプ別の最適な治療と専門スタッフの充実が強み

慢性便秘のために受診する場合、「どこで診てもらえばよいのか」と迷う人は多いことでしょう。

ふつう、かかりつけ医があれば、そのクリニックで、かかりつけ医がいない場合も、近所の内科医院や胃腸内科、消化器内科などで診てもらうと思います。総合病院の消化器内科で、紹介状なしにいきなり受診する人は少ないのではないでしょうか。

しかし、大腸・肛門・便秘の専門病院で専門医として便秘の患者さんに向き合っている立場としては、慢性便秘を抱えて困っている人であれば、最初から専門病院で受診することをおすすめします。

なぜなら、2章でもお話ししたとおり、ひと口に「慢性便秘」といっても、さまざまなタイプがあるからです。タイプが違えば、治療法も改善法も異なります。

くわしく検査できることも、専門病院や専門クリニックの長所ですし、患者さんにとっての利点に違いありません。検査機器がそろい、問診で推測した便秘のタイプや重症度に応じて必要な検査を組み合わせて調べ、正確な診断と最適な治療や指導を行ないます。

専門スタッフの多さも特長です。看護師、理学療法士、管理栄養士、薬剤師、放射線技師、ソーシャルワーカーなどのメディカルスタッフがそろっています。

高野病院では、便秘だけでなく、便失禁などもふくめた大腸肛門機能障害を診察する「大腸肛門機能診療センター」があります。このセンターでは、メディカルスタッフたちがチームを組み、医師とともに診療にあたっています。

センターには「排泄ケア外来」を開設しています。この専門外来では、コンチネンスアドバイザーという資格をもった看護師が、約1時間かけて個別に、ていねいに、便秘に対する対策や改善法の指導を行なっています。また、各スタッフが便秘改善のための機能訓練、食事・栄養の指導などを行ないます。

便秘治療は、本人の努力だけではうまくいかないことも多いものです。家族や親しい人に同席してもらい、本人とともに指導を受けていただく場合もあります。

●便秘にかかわる病気や薬の情報も得られる

高野病院のような便秘専門病院の長所には、患者さんに便秘にかんするさまざまな情報を提供できることもあります。

たとえば、高血圧で慢性の便秘がある人は、脳卒中のリスクが高くなります。また、2章でもお話ししましたが、シニアの便秘は糖尿病やパーキンソン病、甲状腺疾患などの病気が原因となるケースもあります。

ほかの病気で病院やクリニックを定期的に受診し、薬を継続して服用している患者さんのなかには、それらの薬が原因で便秘になったり、便秘が悪化したりすることもあります。その場合も、便秘の原因となっている薬について、その病気の主治医に相談するようアドバイスします。

ただし、以上でお話ししたことは慢性便秘の人のケースです。「最近、便の出が少し悪くなった」という人は、まずはかかりつけ医や最寄《もよ》りの内科や消化器内科、胃腸内科などで診てもらうとよいでしょう。

●便秘の専門医は、どこで探すことができる？

便秘の専門医が在籍しているクリニックや専門クリニック、専門病院などで診察を受けたいと思ったとき、近隣にそのような施設があるかどうかを見つけるには、日本大腸肛門病学会のホームページ（https://www.coloproctology.gr.jp/）がおすすめです。

同学会は、大腸肛門病の医療機関と専門医を認定しています。同学会のホームページを見ると、２０２３年3月末時点での認定医療機関は全国で５６３施設、認定専門医は１９７２名です。

ちなみに、高野病院は大腸肛門病の認定医療機関であり、大腸の病気と肛門の病気、排便に特化した病院です。

総合病院のなかに大腸肛門病センターを併設《へいせつ》している施設もあります。ただし、専門病院や、大腸肛門病センターを設置している総合病院の数はまだ少なく、両方を合わせて20施設程度です。

便秘治療はどのように進められるのか

●問診票への記入からスタート

それでは、便秘の専門病院での治療は、どのような手順で進められるのでしょうか。

高野病院では「問診→診察→検査→治療と指導」という手順で行なっています。

まずは、問診票を記入していただきます。

問診票は、総合問診票と便秘問診票のふたつがあります。総合問診票といっても、高野病院は肛門、大腸、排便障害の専門病院ですから、その関係に特化した質問もあります。

質問内容は、来院の目的や症状がはじまった時期や症状の内容、過去の大きな病気の有

●高野病院の便秘問診票（一部）●

No.	項目				
9 NIS ③	肛門が狭い感じ		ある		ない
		いつから		日前 ヶ月前	週間前 年前
10 NIS ③	排便回数	日に 回			
	排便時間		5分以内		5～10分
			10～20分		20～30分
			30分以上		
	便の性状 ※別紙「ブリストル便性状スケール」をご覧ください		タイプ1		タイプ2
			タイプ3		タイプ4
			タイプ5		タイプ6
			タイプ7		その他
	排便状態		便秘気味		
			下痢気味		
			便秘と下痢が交替		
			便が残った感じがする		
			便が細い		
			便が少しずつ出る		
			便意がない		
			便意が頻回にある		
			便が出にくい		
			肛門の周りを手で押して出す		
			浣腸か坐剤を使用して出す		
			下剤を飲んで出す		
11 NIS ②	便が漏れる		ある		ない
		いつから		日前 ヶ月前	週間前 年前
		回数	1 週間 ヶ月 に 回		
	便漏れの状態		トイレに間に合わない		
			知らない間に漏れている（下着が汚れている）		
			その他（ ）		
	便漏れの程度		粘液が漏れる		
			普通便が漏れる		
			下痢便が漏れる		
12 NIS ②	ガスが漏れる		ある		ない
	ガス漏れ時の臭いについて		自分で感じる		
			他人から指摘される		

No.	項目				
13 NIS ④	腹痛		ある		ない
		いつから		日前 ヶ月前	週間前 年前
	腹痛の部位	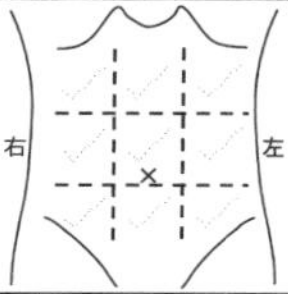			
	腹痛の種類		腹痛と便秘が同時に現れる		
			腹痛と下痢が同時に現れる		
	腹痛の時期		排便前		排便時
			排便後		いつも
			体動時		その他
	腹痛の程度		軽い痛み（ピリピリなど）		
			鈍い痛み（重苦しいなど）		
			強い痛み（ズキズキなど）		
			我慢できない痛み（激痛）		
	排便後の腹痛		なし		軽くなる
			ひどくなる		変わらない
14 NIS ④	お腹が張る		ある		ない
		いつから		日前 ヶ月前	週間前 年前
15 NIS ⑤	腰痛・足のしびれ		ある		ない
		いつから		日前 ヶ月前	週間前 年前
16	発熱		ある		ない
	体温	℃			
	★その他、ご記入ください。				
17	自分の性格について				

※病状説明のために患部を撮影させていただく場合があります。内容については担当医師にご相談ください。

問診担当者サイン

無と手術の経験の有無、手術の経験がある場合はその病名や術式、受けた時期、現在治療中の疾病《しっぺい》の有無、内服している薬の有無、服用している薬があればその薬剤名、過去のアレルギーの有無などです。

また、便秘問診票は便秘の発症時期、排便の頻度《ひんど》、便の性状、自覚症状、症状の頻度、既往症、常用薬、生活状況などに答えていただきます。

●自覚症状や病歴などから検査項目を決定

この便秘問診票に記入されたことを基本として、排便状況や自覚症状、便秘薬などについて、対面でくわしく聞いていきます。高血圧や糖尿病などの慢性疾患がある場合は、その病歴や現在の状況や服薬についても細かく聞き取ります。

口頭による問診で、その患者さんがどのタイプの便秘か、また原因となっている病気があるかどうかなど、だいたい推測することができます。それを患者さんに伝え、必要と考えられる検査を提示します。

そして、それぞれの検査方法を簡単に説明したうえで、患者さんと相談しながら、どの検査を行なうかを決めていきます。

●慢性便秘の検査には、どのようなものがある？

慢性便秘の原因はさまざまで、人によって違います。そのため、腸や肛門の状態や働き具合などをくわしく検査する必要があります。

以下に紹介するように、検査は一般的検査と専門的検査に分けられます。専門的検査にはさまざまな検査法があります。

どのような検査が自分に必要なのかを医師に説明してもらい、わからないところは遠慮なく質問し、よく相談して納得したうえで選択しましょう。

●一般的検査

＊血液検査

＊尿検査

＊腹部単純ＸＰ検査（レントゲン写真）

おなかの状態をレントゲンで撮影します。腸のなかのガスの溜まり具合などが確認できます。腸管の走行が確認できることもあります。さらに、腸のなかで便が溜まっている場所や便の性状がわかることもあります。

●専門的検査

＊大腸内視鏡検査

大腸がんや炎症など、器質《きしつ》性疾患の疑いがある場合に用いられる検査です。

前日に下剤を内服、当日に絶食し、腸の洗浄剤を飲んで腸をきれいにしたあと、肛門から大腸内視鏡を挿入《そうにゅう》します。この内視鏡は先端にカメラがついており、大腸全体が観察できます。

また、大腸粘膜の黒変（大腸メラノーシス）は、この検査でしばしば観察されることから、センナやアロエ、大黄《だいおう》など刺激性成分をふくむ便秘薬を長期服用しているかどうかを判断する目安にもなります。

＊直腸指診

指を肛門内に挿入して、肛門が狭くなっていないかどうか、直腸内の便の貯留《ちょりゅう》状態（溜まり具合）を確認します。

加えて、指を入れたまま、「いきんでみてください」と声をかけ、恥骨《ちこつ》直腸筋の奇異な（おかしな）収縮がないかどうかを確認します。

さらに女性の場合、いきんだときに軽く直腸前壁を押してみます。こうすると、直腸瘤《りゅう》の有無がわかります。そのさい、膣《ちつ》側から膣後壁がどの程度突出《とつしゅつ》するかを確認します。

＊排便造影検査(ディフェコグラフィー)

バリウム（造影剤）、水、小麦を混合した擬似《ぎじ》便を直腸内に注入して行なう、排便動作時の直腸やS状結腸と骨盤底筋肉群の動態を観察する注腸X線検査です。直腸肛門の形態的な動きや、括約《かつやく》筋の協調運動を評価することができます。

患者さんには、透視台に設置されたポータブルトイレに座っていただきます。安静時、収縮時の状態をそれぞれ観察したあと、下剤を服用して造影剤を排出してもらうとともに、いきんでもらって、怒責《どせき》時の状態を撮影します。

撮影した映像からは、直腸の曲がり具合や、骨盤底筋群の協調運動の状態が観察でき、骨盤底筋協調運動の診断が可能になります。

また、直腸の形状も判明することから、直腸瘤や直腸重積の有無も観察することができます。

●マーカーの位置で便秘タイプがわかる●

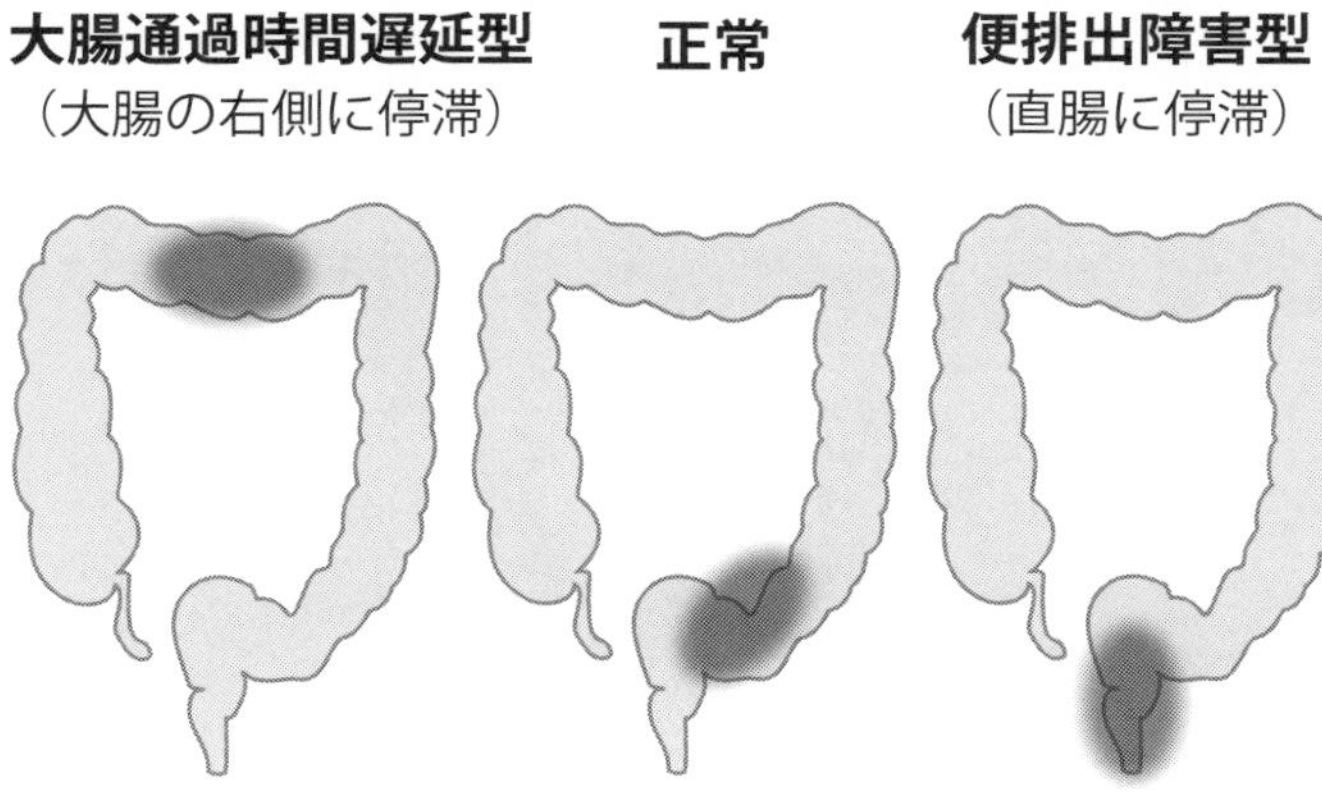

＊経口マーカー腸管移送時間測定

便秘の種類を確認するための検査です。数日に分けて形状の異なるマーカー（レントゲン写真に映るX線を通さない物質でできています）を内服し、4日目に腹部単純レントゲン検査を行ないます。

そして、腸のどの位置にマーカーが存在するかによって便秘のタイプを分類し、治療法を選択します。

上のイラストを見てください。たとえば、大腸の右側にマーカーが溜まっているときは「大腸通過時間遅延型」などと診断します。

いっぽう、直腸にマーカーが溜まっている場合は「便排出障害型」の便秘であると診断します。

＊バルーン排出検査

直腸内にバルーン（風船）を挿入し、直腸内でふくらませ、そのバルーンを患者さんに排出してもらいます。どの程度の空気を注入したら排出することができたかで、排出能力を測ります。

便排出障害の有無が診断できますが、直腸瘤や直腸重積などの器質性便排出障害の診断はできません。

＊怒責時直腸肛門内圧検査

2か所以上の内圧を同時に測定できるカテーテルを肛門直腸内に挿入します。排便するときと同じようにいきんでもらい、直腸と肛門の圧力の変化を記録します。

いきんだときに直腸内圧が上がって肛門の内圧が下がるのが正常です。

＊直腸バルーン感覚検査

慢性便秘には、便が直腸まで下りてきているのに、それを感じることができないタイプがあります。その感知する力がどの程度低下しているかを知ることができるのがこの検査です。

直腸内にバルーンを挿入し、どのくらいの空気の量で便意を感じるのか（初期感覚閾値《いきち》）、どのくらいの量で排便に行きたくなるのか（便意発現最小量）を、そして便を我慢できる最大量（最大耐容量）を測定します。

＊骨盤部動態CTまたはMRI検査

安静時と怒責時の骨盤部のCT、MRIを撮影します。骨盤内臓器の下垂《かすい》状態や骨盤の筋肉の動きを確認します。

＊CTコロノグラフィー

肛門から大腸にガスを注入し、大腸をふくらませたあとにCTを撮ります。そして、コンピューターで解析し、３Ｄ画像をつくりだして大腸の形や大腸がんなどの器質的疾患の有無を確認します。

タイプ別に異なる便秘の治療法

●「排便協調運動障害型」の治療法

排便協調運動障害型（47ページ参照）の便秘は、バルーンを使った排出訓練が有効です。風船を直腸内に入れ、患者さんにはバルーンを排出するようにいきんでもらいます。それとともに、腹圧《ふくあつ》のかけ方や排便姿勢なども指導します。バルーンを使った排出は、最初こそうまくいきませんが、回数を重ねるごとに、うまく排出できるようになっていきます。また、症状に応じて、バイオフィードバック療法を行なうこともあります

＊バルーン排出訓練

風船を直腸内に入れて、50ミリリットルの空気で拡張させます。患者さんにはバルーンを排出するようにいきんでもらいますが、そのとき、バルーンの抵抗感から肛門が弛緩《しかん》しているかどうかを確認するとともに、下腹部を触診《しょくしん》して腹横筋《ふくおうきん》の収縮を確かめます。

肛門が緩まない場合は、骨盤の筋肉の緩め方と体幹筋の使い方を指導します。

＊バイオフィードバック療法

バイオフィードバック療法とは、「意識にのぼらない生体情報を工学的な手段によって意識的にフィードバックすることにより、体内状態を意識的に調節することを可能とする技術や現象の総称」です。

つまり、自分の体の動きを何かしらの方法で知ることによって、動きをコントロールするようにトレーニングを行なうのです。

便秘にかんしては、排便協調運動障害のタイプに対してこの療法を行ないます。内圧計または筋電計を用いる方法と、バルーンを用いる方法があります。いずれも、骨盤底筋の収縮および弛緩を患者さんに意識していただくことによって、骨盤底筋協調運動障害を改善する一種のリハビリ療法です。海外の報告では、バイオフィードバックの改善率は70～80パーセントといわれています。

＊筋電計を用いたバイオフィードバック療法

肛門用の電極を肛門内に挿入し、同時に外腹斜筋《がいふくしゃ》筋上の皮膚に貼りつけ、患者さんが電気

●バイオフィードバック療法のしくみ●

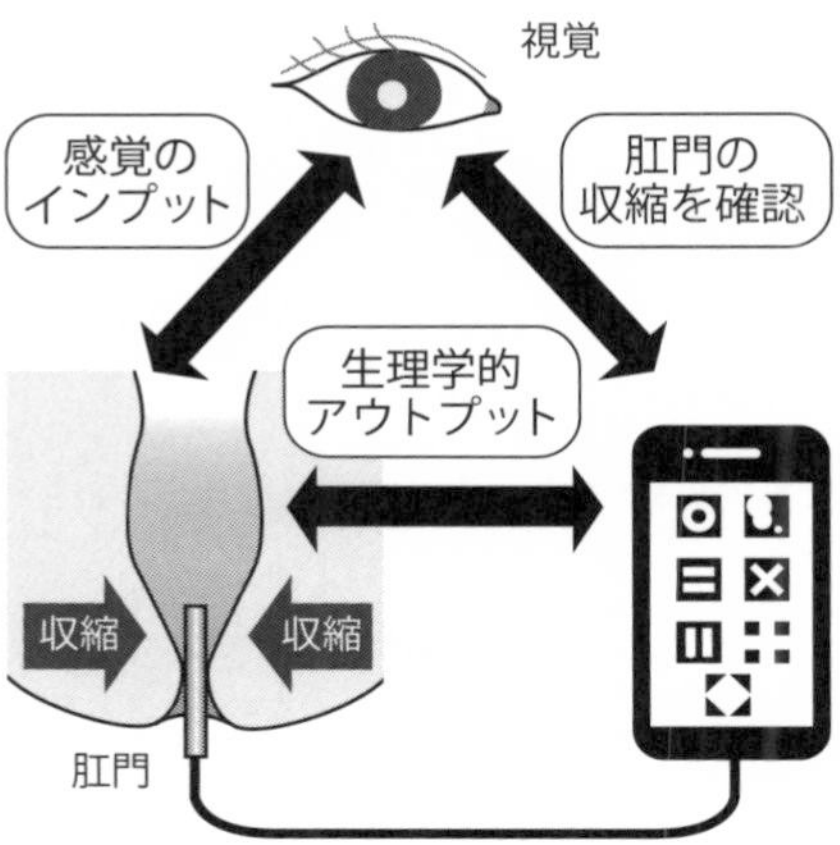

的変化をモニターを見ながら、肛門を緩めたまま腹筋に力を入れていきむトレーニングです。

通常、いきんだときは腹筋が収縮し、肛門括約筋は収縮しないのですが、バルーンがうまく排出できない人ではその逆が起こります。

いきんだとき、腹筋が緩み、肛門括約筋は収縮するのです。

●「便排出障害型」の治療法

便排出障害型（排便困難型、42ページ参照）の便秘は、しばしばつぎのような経過をたどり、悪化していきます。

便排出障害↓糞《ふん》詰まり（糞便塞栓《ふんべんそくせん》）↓便秘薬の内服↓軟便《なんべん》（便漏れ）↓下痢止めの内服↓

糞詰まり

このような悪循環に陥《おちい》った場合は、通常、医師の治療を受けなければなりません。それも専門医の診断、治療が必要です。

専門医療機関では、まず指診を行ない、便が詰まっていないかどうかを確認します。便が詰まっている場合、指で掻《か》き出したり（摘便《てきべん》）、浣腸をしたりして、溜まっている硬い便を強制的に排出させます。これらの処置は、数日にわたって行ないます。

そして、腸が空《から》になったところで、バルーン排出訓練（バイオフィードバック）などを行ないます。また、ほかの排便トレーニングや食事療法も指導し、それらを習得していただき、実践してもらいます。

このような方法を実践することで、悪循環に陥った便排出障害型の便秘も、ほとんどのケースで改善できます。

●「肛門近くまで便がきている」タイプの治療法

シニア世代の便秘のひとつに、便が肛門の近くまで来ているのに気づかないタイプがあります。

原因としては、骨盤内筋肉群の便意を感じる力が衰《おとろ》えるため、または、骨盤内臓神経や陰部《いんぶ》障害により、直腸肛門の感覚が低下するためともいわれています。

加齢とともに腸管の神経細胞が減少し、知覚が低下すると、つぎのような悪循環に陥ります。

直腸に便が来ても気づかない↓便がどんどん溜まってしまう↓水分が吸収され、便が硬くなる↓さらに便が出にくくなり、便がもっと溜まる↓腸が拡張する↓以上をくり返していると、直腸の口側の大腸も拡張して蠕動《ぜんどう》運動が低下する

腸の状態や機能も、そして排便も悪くなるいっぽうであるとわかるでしょう。

このタイプの治療の柱となるのは「直腸感覚訓練」です。直腸内にバルーンを挿入し、徐々に空気を送って膨張《ぼうちょう》させ、入った空気の量を患者さんに伝えます。そのときの骨盤内の感覚を記憶してもらうという治療です。

女性に多い「直腸瘤」の治療法

●骨盤内の神経のダメージには電気治療が有効

出産の影響で骨盤内の神経が傷つき、ダメージをこうむると、便秘や腹部膨満《ぼうまん》感、排出困難感、便漏れなどの症状の原因になります。

骨盤内の神経のダメージに対しては、電気治療が有効な場合があります。つぎのふたつの方法があります。

＊脛骨《けいこつ》神経刺激療法…足関節内踝《ないか》（くるぶし）の後方を走行する脛骨神経を、低周波電気で刺激する方法です。

＊経肛門刺激療法…肛門管に電気刺激を起こす電極を挿入して、低周波刺激を行ないます。

いずれも、刺激回数や刺激条件についてはさまざまな報告がありますが、高野病院では患者さんが感じるか感じないか程度の刺激を与え、1回30分、週2回、計12回を1クールとして治療しています。

●出産時にできた袋が高齢になってから悪さをする

また、出産のあとに器質的な変化をきたすこともあります。出産のさいに膣の後ろ側の壁、つまり直腸とのあいだにある壁が弱くなります。44ページで説明した直腸膣壁弛緩《ちつへきしかん》（直腸瘤）です。この場合、つぎのような検査を行ないます。

＊肛門指診…挿入した指で直腸前方の膣とのあいだの壁を押し、直腸瘤の大きさを確認します。

＊排便造影…直腸の前方へのふくらみを確認します。直腸瘤では、直腸内に腸管がずれこむ直腸重積や恥骨直腸筋が収縮する奇異《きい》性収縮が見られる場合があります。

治療は、まずは理学療法を先行し、バルーン排出訓練を行ないます。

直腸に入れたバルーンを排出してもらうさいに、腹横筋を収縮させる方法と骨盤の筋肉をリラックスさせる方法を指導します。排便するときは前かがみの体勢がよいのですが、直腸瘤がある場合は上半身を少し反《そ》らせると出やすくなる人がいます。

この方法で効果が不十分な場合は、手術を行なうことがあります。直腸と膣のあいだを巾着《きんちゃく》状に縫《ぬ》い留めて、さらに筋肉で補強する直腸膣隔壁縫縮術《ほうしゅくじゅつ》などです。患者さんによっては、この手術をくり返す人もいます。

また、メッシュシートという人工物を用いた修復術もありますが、シートが露出するなどの合併症が多く報告されており、あまり行なわれていません。

気軽に受けられる「オンライン診療」

●アプリで手軽に予約可能

新型コロナウイルス感染症の流行は、私たちの生活に苦難を強《し》いました。社会にも大きな変化をもたらし、仕事もオンラインで行なうことが増えました。

医療機関でも、通院せずに診察が可能なオンライン診療が登場しました。パソコンやスマートフォンのアプリケーションを利用して、予約・問診・診察・処方・決済までをインターネット上で行なう診察方法です。診察を受けたくても控えざるをえなかったという人にとって、救いの方法に違いないでしょう。

高野病院でも、2020年10月より、便秘のオンライン診療をはじめました。

当院のオンライン診療は、「CURON」という専用のアプリを使用して行ないます。CURONのアプリをインストールし、必要事項を入力します。

引きつづき、問診票に回答し、診察申込みと診察日を予約します。そして、予約した日時にオンライン診療を受けます。

薬の受け取りについては、後日、当院の薬剤師より連絡します。

対象となる患者さんは、つぎの条件があてはまる人に限っています。
・当院を一度も受診したことがない人
・おしりの痛み・便秘・腹痛で困っている人
・おしりからの出血・腫《は》れなどの症状がある人
・大腸がん術後の便漏れ・排便困難で困っている人

●症状が強いなら、迷わず受診する

オンライン診療は患者さんにとっては負担が軽くなるシステムですが、医療側からすると、どうしても対面での診察にくらべて得られる情報が限られてきます。

ですから、症状が強い場合は、来院して診察を受けていただくよう、強くおすすめしています。

また、医師が直接診療したほうがよいと判断した場合、当院への受診または近隣の医療機関受診をすすめる場合があります。

それでも、便秘のために病院で受診するのはどうしても気おくれするという人にとって、受診のハードルが低くなるという良さがオンライン診療にはあると思います。病院で受診する取っかかりにもなることでしょう。

6章

便秘薬のリスクと正しい使い方

「便秘薬」には、どのようなクスリがある？

●市販の便秘薬の多くは「刺激性」便秘薬

便秘薬にはいろいろなタイプがありますが、大きくは「刺激性便秘薬」と「非刺激性便秘薬」のふたつに分けられます。

『慢性便秘症診療ガイドライン２０１７』では、内服の治療薬をいくつかのタイプに分けています。

●便秘薬の分類と市販薬の有無●

分類		処方	市販の有無
浸透圧性下剤	塩類性	酸化マグネシウム	有
	糖類性	ラクツロース ソルビトール	有
	浸潤性	ジオクチルソジウムスルホサクネシート	有
	その他	ポリエチレングリコール	有
膨張性下剤		カルメロースナトリウム ポリカルボフィルカルシウム	有
刺激性下剤	アントラノキン系	センノシド	有
	ジフェニール系	ピコスルファートナトリウム	有
上皮機能変容薬		ルビプロストン リナクロイチド	無
胆汁酸トランスポーター阻害薬		エロビキシバット	無
オピオイド拮抗薬		ナルデメジントシル	無
消化管運動賦活薬		モサプリド	無
漢方薬		有	
プロバイオティクス		乳酸菌製剤 酪酸菌製剤	有

出典:『慢性便秘症診療ガイドライン2017』(南江堂)をもとに作成

上の表を見てください。治療薬の分類と、市販薬の有無を示しました。

おもな種類は「浸透圧性下剤」と「刺激性下剤」で、ほかに「膨張性下剤」や新薬もあります。

浸透圧性下剤は、そのうちの非刺激性便秘薬に該当します。また、ほとんどの種類の便秘薬に、処方薬と市販薬があります。

刺激性便秘薬に属するものに、センナ、アロエ、大黄《だいおう》などの生薬があります。

センナも大黄も、日本では漢方生薬として知られており、センナは薬局で煎《せん》じ薬も販売されています。また、アロエは、日本では民間療法として胃の不調などに用いられてきました。

そのような背景があるうえに、天然成分ということに安心感をもってしまうのでしょう。しかし、「天然成分」という言葉を勘違いしてはいけません。

これらの生薬は「アントラキノン系下剤」と呼ばれ、センノシドという成分がふくまれています。

このセンノシドには、峻下《しゅんげ》（わずかな量で強い排便作用を起こす）作用があります。腸管を刺激し、腸管運動を引き起こして排便をうながします。

ところが長期間使用すると、腸管の粘膜が黒くなり、腸も伸びきって風船のようになってしまいます。当然、腸はますます働かなくなります。

センナ、アロエ、大黄などは、医師が処方する薬だけでなく、市販薬の多くに配合されています。

刺激性便秘薬にはまた「ジフェニール系」もあります。刺激性便秘薬は、医師の処方薬にも市販薬にもあります。刺激性成分は8種類あります。

誰もが入手できる市販薬に、軒並《のきな》み刺激性成分が配合されていることに驚くかもしれません。

薬局で購入できる刺激性便秘薬には、さまざまなものがあります。しかも、どれも便秘に即効性があると謳《うた》っています。

手軽に入手できるので、常用して坂をどんどん転《ころ》げ落ちるように便秘が悪化する人が少なくありません。刺激性便秘薬の使用は慎重になるべきです。

●刺激性便秘薬を服用するリスクとは

高齢者の薬物療法の基準を定めた厚生労働省の『高齢者の安全な薬物療法ガイドライン2015』には、

「刺激性下剤は電解質異常、脱水や長期連用による耐性や習慣性が生じるので、あくまで頓服《とんぷく》として使用すべき」

と記されています。

旅行に行くと、どうしても便秘になってしまうという人がいます。いつも快便の人は、便が出ないと不快で、せっかくの旅行を楽しめないでしょう。

そのような患者さんには、一時的に刺激性便秘薬を処方します。しかし、なかには、それがきっかけでやめられなくなり、その後、漫然と常用する人もいます。やはり、刺激性便秘薬にうかつに手を出すと危険なのです。

刺激性便秘薬は腸内の水を減らすリスクもあります。水が減ると、ますます便は硬くなり、出にくくなります。

●便を柔らかくする「非刺激性」便秘薬

非刺激性便秘薬は、便秘薬の分類では浸透圧性下剤に該当します。以前は「緩下剤《かんげ》」と呼ばれていたものがこれに相当します。

浸透圧性下剤は、便にふくまれる水分の量を増やし、便を軟らかくして排便しやすくする薬です。塩類下剤、糖類下剤、浸潤性下剤に分けられます。

それらのうち、塩類下剤に属する酸化マグネシウムは医療機関でもっともよく使われている便秘薬です。市販薬もあります。

●シニアは酸化マグネシウムの服用に要注意

酸化マグネシウムは、ヨーロッパで古くから使われてきた薬です。

ドイツ人医師フィリップ・フランツ・フォン・シーボルトは、1823年にオランダ商館の医師として来日しました。そのさい、シーボルトはたくさんの種類の薬を持ちこみましたが、そのひとつが酸化マグネシウムでした。

1886年に日本薬局方《ほう》が制定・公布されると酸化マグネシウムも収載され、以来使用されつづけています。

酸化マグネシウムは腸の浸透圧勾配《こうばい》を利用し、便に水分を引き寄せて便を軟らかくし、出しやすくします。使いやすい薬であり、刺激性便秘薬のようにおなかが痛くなることもありません。副作用も依存性もないとされてきました。

ところが近年、シニア世代や腎機能に問題がある人が長期間の服用をつづけると、マグネシウムが体内に蓄積し、血中のマグネシウム濃度が高まることで神経障害などを引き起こすことがわかってきました。

そのため、厚生労働省は注意をうながしています。『高齢者の安全な薬物療法ガイドライン2015』では、定期的に検査を行ない、血中のマグネシウムの数値を測ることが推《すい》奨《しょう》されています。

血中のマグネシウムの量が多くなる高マグネシウム血症になると、神経障害をはじめ、筋肉、消化器、循環器などにさまざまな症状が現れます。

また、『高齢者の安全な薬物療法ガイドライン2015』には、酸化マグネシウム服用の合併症として新たに肺炎も記載されました。

●「刺激性」「非刺激性」両方の成分の便秘薬も

刺激性便秘薬と非刺激性便秘薬には、それぞれ長所があります。その両方の長所をひとつの薬で得られるように配合された薬も市販されています。

たとえば、ある便秘薬は、大黄、センナの刺激性成分とともに、非刺激性成分の硫酸《りゅうさん》マグネシウムを配合しています。

また、別の便秘薬は、浸透圧性下剤のジオクチルソジウムスルホサクシネートと刺激性下剤のカサンスラールを配合しています。

非刺激性便秘薬が効かなくなったとき、刺激性便秘薬ではなく、これら刺激性と非刺激性を混合した便秘薬を使用するとよい場合もあります。

●注目される新薬には、どのようなものがある?

数年前から、新しいタイプの便秘薬がいろいろ認可され、使用されるようになりました。種類としては、胆汁酸トランスポーター阻害薬、上皮《じょうひ》機能変容薬、オピオイド拮抗《きっこう》薬、消化管運動賦活《ふかつ》薬などがあります。

これらの新薬は、それぞれ作用のメカニズムが異なります。

胆汁酸トランスポーター阻害薬は、小腸で胆汁酸が再吸収されるのを防ぎます。大腸へ流入した胆汁酸は、蠕動《ぜんどう》運動を促進するなど便秘を改善する働きをします。また、胆汁酸は直腸の感覚を改善する作用も示唆《しさ》されており、便排出障害型の便秘にも効果があるのではないかと考えています。

上皮機能変容薬は、腸管粘膜上の水分分泌にかかわるC l C‐2クロライドイオンチャネルを活性化し、小腸腸管内腔へのC l イオン(Cl^-)輸送により浸透圧を生じさせ、腸液の分泌を促進し、排便をうながします。

ルビプロストンは、若年者では服用すると嘔気《おうき》(吐き気)を感じる人がいますが、高齢者が服用しやすい薬だと感じています。

リナクロチドはもともと、過敏性腸症候群に適応があり、腹痛をともなった便秘の人に使われますが、効きすぎる人もいるので要注意です。

そして、ポリエチレングリコールを含有《がんゆう》したモビコールは、とくに海外で推奨されている便秘薬です。小児の便秘に使いやすい薬ですが、高齢者でもマイルドに効く印象があります。

また、高齢者ではさまざまな疼痛《とうつう》に対してモルヒネなどの鎮痛薬が使われることがありますが、そのようなオピオイド系の鎮痛薬による便秘に対する専用の薬として、ナルデメジントシル酸塩（商品名：スインプロイク）があります。

●便秘に用いられる漢方薬には、どんな種類がある?

漢方薬にもさまざまな便秘薬があります。1人ひとりの体質や症状に合わせて使用するのが基本です。

漢方薬というと、穏やかに作用するというイメージをもっているかもしれません。もちろん、穏やかに作用するものもありますが、刺激性便秘薬のセンナも大黄も漢方で使われてきました。

大建中湯《だいけんちゅうとう》は、作用は穏やかですが、腸の蠕動運動を高める働きがあることから、腸の動きが弱って便秘しがちな人に合っています。強壮作用もあります。そして何より、刺激性成分が配合されていません。

たとえば、刺激性便秘薬が効かなくなり、ほかの種類の薬や新薬を試しても効果がないという人がいます。

このような患者さんに対しては、大黄の刺激性成分であるセンノシドに加え、合わせて大建中湯を使用することがあります。

次ページの図は、私がこれまでの経験をもとに、便秘に用いる漢方薬を分類・整理したものです。

図内にある「実《じつ》」と「虚《きょ》」とは漢方の考え方で、それぞれ「実証《じつしょう》」「虚証《きょしょう》」ともいいます。体力があり、病気への抵抗力がある人が「実」、そして、病気への抵抗力も体力もない人を「虚」と分けるのが一般的ですが、本来は相対的なものです。「実」のなかにも「実」の部分と「虚」の部分がありますし、「虚」のなかにも「虚」の部分と「実」の部分があります。

調胃承気湯《ちょういじょうきとう》は刺激性便秘薬の大黄と非刺激性の芒硝《ぼうしょう》に、さらに甘草《かんぞう》を配合しています。甘草には健胃や鎮痛といった緩和作用があります。桃核承気湯《とうかくじょうきとう》も、大黄と芒硝を配合して

●便秘治療に用いられる漢方薬●

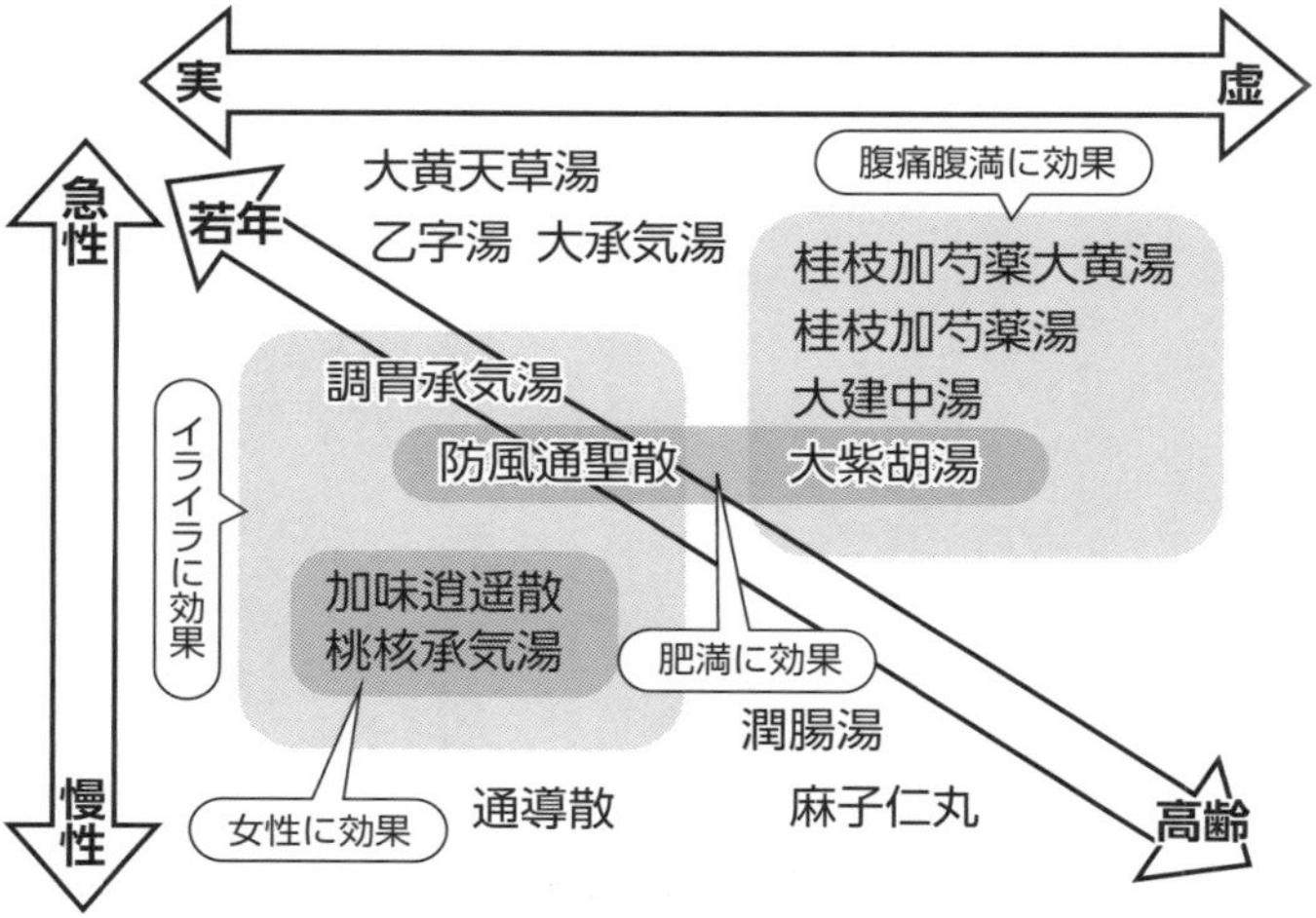

日本消化器病学会関連研究会、慢性便秘の診断・研究治療会、『慢性便秘症診療ガイドライン 2017』p 78（南江堂）などを参考に私見も入れて作成

います。

このように、作用の強いものとマイルドなものを合わせて調整しているのも漢方薬の特徴のひとつといえるでしょう。

これらの漢方薬は薬局で購入することもできますが、先にもお話ししたとおり、それぞれの体質や症状に応じて使い分けていくことが何より大切です。

効果を得るためには、自分で判断するのではなく、専門医のもとで診断を受け、処方してもらうほうがよいことは、改めていうまでもありません。

薬は便秘を根本からは治せない

●なぜ、薬にばかり頼るべきではないのか?

刺激性便秘薬は、長期にわたって飲みつづけると、大腸が茶色や黒色に変色(大腸メラノーシス)し、腸管運動が減弱(運動があまり起こらなくなり、その働きが弱ること)して、便秘がさらに悪化することがあります。

たしかに、薬を使わないと便秘が解消しない人はいます。しかし、薬に頼っては根本から治すことはできません。どんどん悪くなっていくだけなのです。

●治療のゴールは「薬なしで自然な排便ができる」こと

便秘治療の目標とゴールは、薬を服用せずに自然な排便ができるようになることです。「薬を服用せずとも、なんとか排便できるようになったからよい」ということではありません。

一生懸命いきんで、硬い便がようやく出るのでは、治ったとはとてもいえませんし、排便量が少なすぎるのも正常ではありません。理想的な性状の便がするりと出て、すっきりしたという満足感が得られるのが正常な排便です。

便秘薬は、こうして量を減らしていく

●刺激性便秘薬の急な服用中止は、便秘を悪化させる

慢性の便秘症で一定期間、さらには長年便秘薬を常用してきた人の場合、いきなり薬をやめるわけにはいきません。

とくに刺激性便秘薬を常用した場合、腸がそれらの薬に依存しています。習慣性がついているので、急に服用を中止すると、とたんに便が出なくなります。

それではどうするかというと、排便トレーニングと食事をふくめた生活改善を行ないながら、使用している薬の量を減らしたり、薬の種類を変えたりしていきます。

たとえば、それまで1回2錠飲んでいた場合は、1回1錠にする。また、1日3回飲んでいる場合は、1日2回にして、問題なければ1回にする。それでも状態がよければ中止するといった具合です。

薬を減量したことで便秘がぶり返したら、元の量に急に戻すのではなく、減量の逆を行ないます。1回1錠にして悪くなったら2錠に戻す、1日1回に減らして悪くなったら1日2回に増やすといった感じです。

便秘薬の種類を変える場合は、ふくまれている刺激性成分のセンノシドや大黄の量が少ない薬に変えていくとよいでしょう。

●薬をやめるまでに、どれくらいの時間が必要?

便秘薬にはこれまで紹介してきたように、さまざまな種類があります。新薬の開発も進んでいます。

しかし、便秘の専門医としては、最終的に薬をやめることが患者さんにとっての目標であると考えます。服用しなくても正常な便が出るということは、腸の機能が回復したということです。

薬から離れるまでに要する期間は人さまざまです。数週間で離脱できる人もいれば、減量はしたけれど中止には至らなかったり、薬の減量すらうまくいかないという人もいます。

ぜひ、あせらずに頑張ってください。

7章

スルッと快便をうながすトイレ術

快適な1日は「朝のお通じ」から

●体の不調は心の不調に直結する

若いときは、胃の調子が悪いとか、頭が少し重いといった症状があっても、若さゆえに突っ走ることができます。心身ともに、こらえることができます。

ところがシニアになると、体の不調は日々の生活において、精神状態を悪くし、活動を低下させる重要な要因になります。

慢性的な病気のために、いつも何らかの症状を抱えていたら、自覚的健康度は下がるでしょう。日々の楽しさも半減するはずです。

●毎日の快便がシニアの心身を整えてくれる

それでも40代、50代までなら、心身の強さが勝るでしょう。ところがシニアになると、苦痛に心も体も勝てなくなります。

そんな悩みを抱えてしまうと、とてもつらいものです。だからこそ、年齢を重ねるほど、苦痛な症状、嫌な症状が起こらないように工夫、対処するべきなのです。

誰でも、毎日を気持ちよく過ごしたいはずです。そして、それができるかどうかのカギを握るのが、朝の排便なのです。

不規則な生活が「便秘の悪化」をまねく

●生活リズムの確立がシニアに不可欠な理由

快便のためには、1日のなかで排便のリズムをつくることが大事です。

不規則な生活を送っていると、腸のリズムが狂い、便秘になってしまいます。年代に関係なく、快便の基本は規則正しい生活ですが、シニアにはそれがことさら重要です。

シニア世代は便秘になりやすい条件がそろっています。そのうえに不規則な生活をつづければ、当然ながら、さらに便秘しやすくなるし、便秘の悪化を助長《じょちょう》します。

●真の「規則正しい生活」とは

仕事をリタイアした男性のなかには、とくに趣味もなく、ゴルフ仲間もいないし、そもそも運動が好きではないという人がいます。用事や目的がなければ、1日外出しないという人もいます。

まして、3度の食事はおろか、家事もいっさい奥さんや家族まかせで、自分はほとんど体を動かす機会がないという人は、早寝早起きして1日3度の食事もきちんととっていたとしても、規則正しい生活とはいえないでしょう。

規則正しい生活とは、一定のタイムスケジュールに沿って日々を送ることだけではありません。

身体活動、休息（睡眠）がじゅうぶんで、しかもこのふたつのバランスがとれていることとが重要です。3度の食事も、とる時間だけでなく、内容も大事です。排便に適した内容のよい食事を1日に3度規則正しくとるから、スムーズに排便できるのです。規則正しい生活があるから、毎日規則正しく排便できます。

それこそが、真の「規則正しい生活」だと考えるとよいのではないでしょうか。

●朝は「ゆったり、ゆっくり」を心がける

シニア世代には、一般に排便力が低下している分、朝は時間に余裕をもち、精神的にも落ち着いてゆったりと過ごすことをおすすめします。

心身が落ち着いた、ゆったりとした時間をもつことによって、自律神経は副交感神経優位になり、腸の動きがうながされます。

逆に朝からイライラしたり、一生懸命活動したりすると、交感神経が優位になり、腸の動きは抑えられます。

リタイアしたから、もう仕事の時間にしばられなくてよいという人も、起床から朝の支度、朝食、排便までのおおよその時間を決めて過ごすようにしたいものです。

●大蠕動を起こすために朝食は欠かせない

腸がぐぐっと動くと、腸管内の便が直腸に下りてきて、便意をもよおします。これが腸の蠕動《ぜんどう》で、蠕動は朝食後にいちばん強く現れるといわれます。この強い蠕動は「大蠕動」と呼ばれます。蠕動は、消化管で食物を送る運動のことです。

このことからわかるとおり、排便のためには朝食をとることが大事で欠かせません。朝食後に排便に行くのがもっとも自然だといえるでしょう。

スムーズな排便にはポーズも大事

●便を出しやすくする姿勢とは

排便のとき、便が出やすいポーズというものがあります。それは、「蹲踞《そんきょ》」の姿勢です。蹲踞というと、剣道や相撲の腰を落とした構えを思い浮かべる人もいるでしょう。

和式トイレの排便スタイルも蹲踞です。このスタイルは、しゃがむことで直腸がまっすぐに近くなるため、排便しやすくなります。足を踏んばれるし、いきみやすいので、排便に格好のスタイルだといえます。

しかし、今日では、便座に腰かける洋式便器が普及し、和式便器はあまり見かけなくなりました。和式にくらべると、洋式便器では排便に力があまりかけられません。力が入りにくいのです。洋式トイレが普及したために便秘が増えた、という指摘もあるようです。

●洋式トイレは「考える人ポーズ」で快便に

それでは、便が出にくいという人は、洋式便器に座ったあと、どのような姿勢で排便しているのでしょうか。

ある患者さんにふだんのポーズをとってもらったところ、上半身が後ろにのけぞっているような姿勢になっていました。これは、便が出にくい体勢です。

立った状態で排便ができると思っている人はいないでしょう。そのとおりで、直立しているときは、排便にかんする直腸、恥骨《ちこつ》直腸筋、括約《かつやく》筋などが、排便しにくい位置関係になっています。洋式便座に腰かけたとき、上体をまっすぐ立てたり、そらしたりした場合も同じです。

いっぽう、前かがみになると、いきみやすく、便が出やすいことが以前からわかっていました。しかし、そのことを研究した報告はありませんでした。

●理想的な排便姿勢●

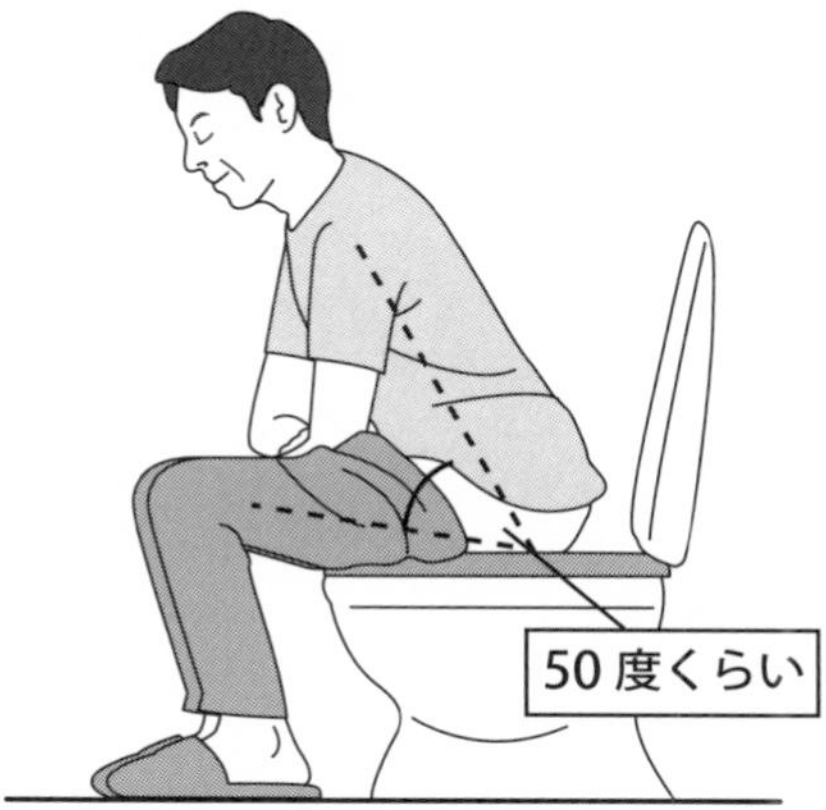

そのため、私は研究を重ね、ロダンの彫刻『考える人』の姿勢をとると、直腸や筋肉が排便しやすい位置関係になることを突きとめました。前傾姿勢になることによって直腸がまっすぐになり、排便が容易になるのです。私はこの姿勢を「考える人ポーズ」と呼んでいます。

ただし、前かがみになるだけで、すべての人がスムーズに排便できるようになるわけではありません。その姿勢でも、どうしてもうまくできないという人もいるはずです。

そこで注目されているのが、足をのせる「足台」です。洋式便座に腰かけた状態で足台に足をのせて前かがみになると、さらに便が出やすくなります。

これについても、これまで研究報告はありませんでした。足台を用いた場合と用いなかった場合を比較する研究を行なった結果、前者で直腸圧の増加率が高いという結果が得られました。便を排出するとき、腸にかかる圧が強くなるのです。

温水洗浄便座を使いすぎていませんか？

●「便利で清潔」ではあるけれど…

日本のトイレは温水洗浄便座が行きわたっており、一般家庭での普及率は約80パーセントに上ります。

便の性状にもよりますが、硬い便の場合など、トイレットペーパーで何度も拭《ふ》いてもきれいになりません。しつこく拭くと粘膜がこすられ、切れて血がつくこともあります。硬い便が全部出きらなかった場合も同様です。痔の人も、拭くのに困ります。その点、温水シャワーは苦労せずにきれいにできます。

また、便が出にくい人は、排便をうながすために温水シャワーを使うことがあります。

●使い方によっては、肛門の皮膚を傷つけてしまう

しかし、温水シャワーの使いすぎには気をつけなければなりません。

使いすぎることによって、肛門周辺の皮膚に湿疹《しっしん》やシミが出たり、ヒビ割れたりするなどの症状が起こります。そして、かゆみをともないます。

肛門の皮膚は油分をふくんだ膜で守られています。強い勢いで温水シャワーを1分、2分と当てると、膜が飛ばされて、むき出しになった皮膚が傷つきます。そのため、さまざまな症状が現れるのです。

さらには、肛門の皮膚が伸び縮みしにくくなり、便を出すことが難しくなることもあります。排便をうながす手段が逆効果になっているかもわかりません。シャワーの水圧も強いほうがよく洗える気がするでしょうが、水圧が強いほど肛門を傷つけてしまいます。

温水シャワーの使いすぎによって起こるこれらの症状にたいして、いまでは「温水洗浄便座症候群」という病名もついています。

トイレに「こもる時間」は5分までに

●便をもよおしていないなら、「いきむ」のは無駄

便をもよおさないけれど、トイレに座るのが習慣という人がいます。そのためでしょう

か。一定時間便座に腰をおろしていると、やがて便意をもよおしてくるようです。

ところが、もよおさないからといって、いきむ人がいます。便をもよおさないのにいきむのは無駄なことです。もよおさないのは、腸がまったく動いていないからです。また、直腸感覚が低下している場合、便が直腸や肛門にまで移動してきているのか、それともきていないのかも、そもそもわからないでしょう。

●長時間の「いきみ」は、体にすごい負担をかける

いきみすぎは、便が出ないだけでなく、体にもよくありません。高血圧で便秘の人で、しかも排便協調運動障害に陥《おちい》っている人が、便が肛門まで移動してきていないのにいきみつづけるのは危険です。肛門に負担がかかり、肛門周囲の血液がうっ血することで、痔の原因になることもあります。

便が直腸から肛門のところまで下りてきており、出したいのに出せないので、いきみつづけるという人もいます。

いずれの場合も、便座に腰かけるのは、短い時間ならかまいませんが、せいぜい1回5分以内、1日2〜3回にとどめましょう。

8章

のこさず便を出す おなかトレーニング

「排便トレーニング」で腸の力を取りもどす

●腸と自律神経の働きは回復できる

排便トレーニングは、機能回復訓練（トレーニング）ともいいます。

慢性便秘の人は、排便協調運動がうまくいっていなかったり、腹筋の力や便の存在を感じる腸の感覚が低下していたりします。

さらには、自律神経がうまく働いていないこともあります。そして、これらの原因が複合している場合もあれば、排便に関係する腸の神経の働きが低下していることもあります。つまり、神経と腸の働きが悪くなっているのです。しかし、それらの働きの低下は、排便トレーニングや運動、体操などによって回復させることができます。

●便秘解消には、歩くだけでは不十分

年齢に関係なく、誰もが安全に行なうことができる運動は「歩く」ことです。ウォーキングは健康を維持・増進するために行なう身体活動の基本中の基本です。

便秘の改善のためにも、歩いたほうがよいのは間違いありません。歩くと血液循環が促進され、腸管の動きもうながされます。ウォーキングは有酸素運動のひとつであり、このことも腸管運動を活発にします。

便秘の改善や予防のためには、1日にどれくらい歩けばよいのでしょうか。「毎日便通がある人は5000歩以上を歩いている」「7000歩は必要」など、さまざまな報告がありますが、これらのデータが便秘発症のほかの要素をすべて排除したものなのかは不明です。

毎日8000歩を歩いているのに、便通がよくなったとは思えないという人もいるでしょう。腸の働きが低下していると、歩くだけでは十分でない場合が少なくありません。

●ソフトな有酸素運動がおすすめ

それでは、どうすればよいのかというと、便秘の原因となっている腸管をもっと動かすような運動をすればよいのです。

高野病院では、便秘の改善にラジオ体操やテレビ体操などをすすめています。これらの体操には、体をゆっくりねじる動きがあります。「ねじり」運動は有酸素運動で、腸管を刺激し、自律神経のバランスを保ち、腸管の動きを整え、便秘の改善や予防に役立ちます。

以下に紹介する体操やヨガは、排便トレーニングの一環として、シニアの人たちもらくらく実践できるものばかりです。

体幹筋を鍛える「ねじり運動」

体幹筋トレーニングは多くのスポーツ選手が取り入れていますが、このトレーニングにも「ねじり」があります。

体幹とは体の部位を表す用語で、頭部と四肢《しし》（手足）を除く胴体部分のうち、背骨・骨盤・肋骨《ろっこつ》を合わせた骨と筋肉などで構成されています。体幹は身体の機能を担《にな》っている内臓を所定の位置に収め、姿勢の維持や動作を安定させるための大切な部位で、それを可能にしているのが体幹筋です。

体幹筋は、腹側にある腹筋だけではなく、背中側の脊柱《せきちゅう》起立筋などの筋肉など胴体を取り巻いている筋肉の総称で、骨盤底の筋肉などもふくめます。

表層にある筋肉（アウターマッスル）と深層にある筋肉（インナーマッスル）の2種類から成っています。

体幹筋を鍛えると、便の排出力も鍛えられ、排便しやすくなるということで、近年シニアの便秘改善に取り入れられています。

年齢を重ねると一般に体幹筋の筋力は低下してきますが、ふだんの生活ではそれを感じることはありません。

ところが、シニア（とくに後期）になると、背中が丸くなったり、足腰のバランスが悪くなってよろけそうになったり、つまずきやすくなったりします。こういったことは、いずれも体幹筋の衰《おとろ》えが影響しているのです。

2種類の体幹筋のうち、とくに深部のインナーマッスルが重要です。

次ページでふたつの体幹筋トレーニングを紹介します。ぜひ、実践してみてください。

●片足前方移動上半身ねじり●

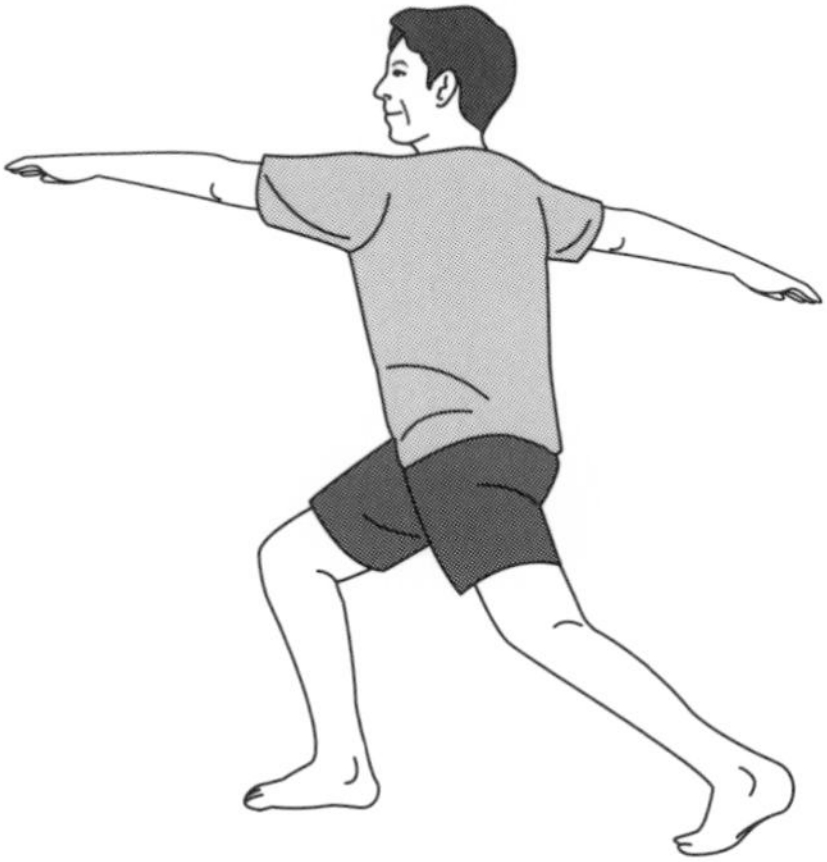

右足を前方に体重移動しながら出し、左腕を前方に突き出して体をよじります。つぎに左足を前方に出して、同じように体をよじります。これを左右両方で10回程度行ないます。

●仰向けねじり運動（マッサージ付き）●

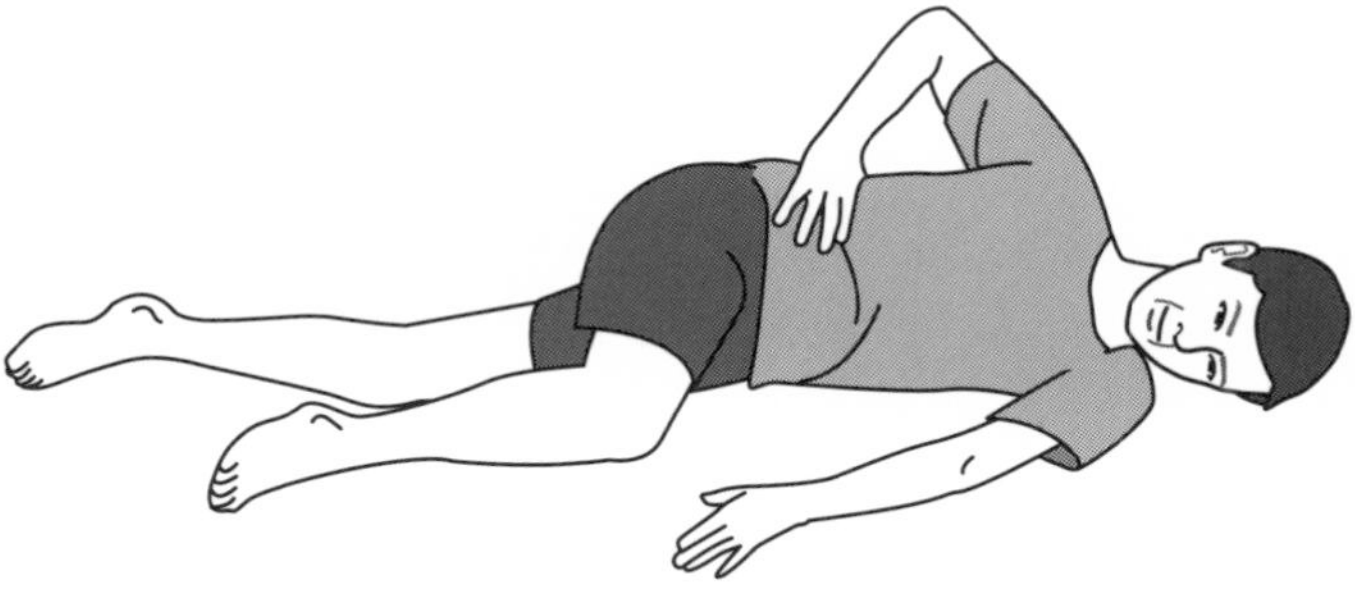

仰向けの体勢から、下半身を左にねじって、右足が床につくようにします。上半身は仰向けのままです。このとき、右の脇腹に手を当ててもみほぐします。つぎに、反対側に同じようにねじります。今度は左の脇腹をもみほぐします。これを左右両方で10回程度行ないます。このような体勢でもむと、仰向けでマッサージするよりも、腸を直にマッサージしている感じがします。

ヨガの「体ねじり」ポーズで腸を活性化

ヨガには体をよじるポーズがたくさんあります。リラックスし、深い呼吸をすることによって心身がゆったりし、自律神経が整のうという面からも便秘解消に役立ちます。

深い呼吸をくり返し、それに合わせて体をゆっくり動かすことが効果を上げるコツです。そうすることによって、腸が活性化します。

●ガス抜きのポーズ①●

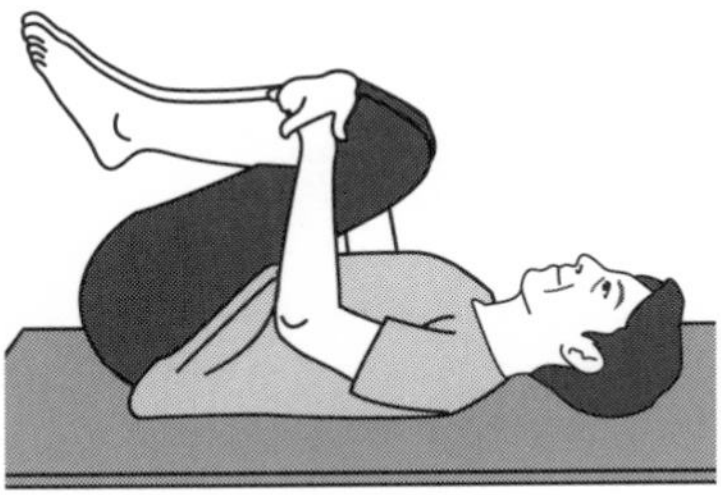

① 仰向けに寝て、両ひざを胸の前に引き寄せ、両手で抱えます
② ①のポーズから、息を吐きながら両手でひざをさらに胸のほうに引き寄せるとともに、頭を浮かしてひざに近づけます
③ その体勢を保ちながら、腹式呼吸を3回くり返します

●ガス抜きのポーズ②●

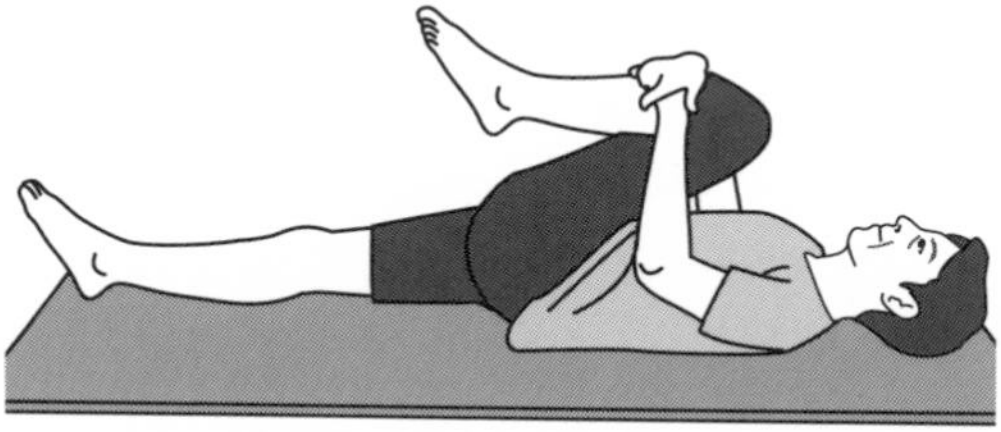

① 仰向けに寝て、両足をそろえます
② 上のイラストのように、片足を胸の前にゆっくり引き寄せ、両手で抱えます
③ その体勢を保ちながら、腹式呼吸を5回くり返します
④ 反対の足でも同じように行ないます

●仰向けねじりのポーズ●

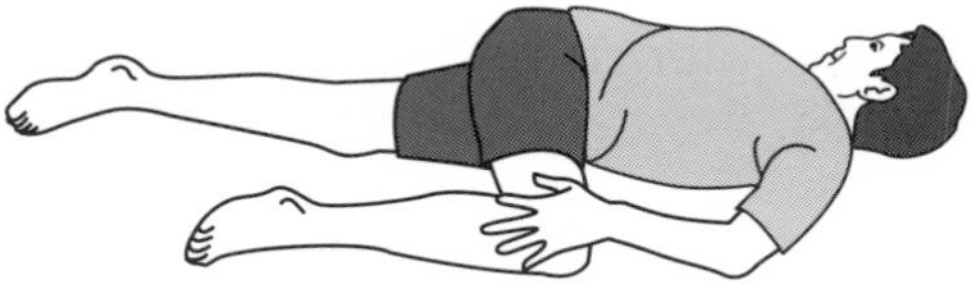

① 仰向けに寝て、両足をそろえます
② 右足を胸の前に引き寄せ、両手で抱えます
③ 上のイラストのように、抱えている足を右側に倒して床につけ、左手で支えます
④ 右肩を床につけたまま、右手は右側の床に伸ばし、手のひらを床につけます
⑤ 顔を右側に向け、体側面が伸びているのを感じながら腹式呼吸を5回くり返します
⑥ 足と顔の向きを正面に向け、仰向けの体勢に戻ります
⑦ 反対の足も同様に行ないます。両肩を床につけることによって、腸管のねじりを深めることができます

●ねじりのポーズ●

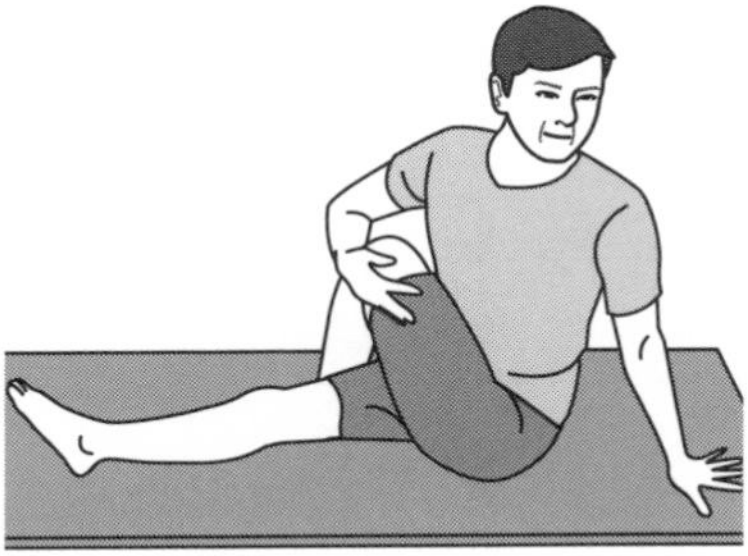

① 足を伸ばして座った状態から左足のひざを引き寄せ、立たせます
② 左足を右足の上をまたがせて、右足の外側につけます。左手はおしりの横に、右手は左ひざに添えます
③ ②の体勢のまま背筋を伸ばし、息を吐きながら上体を左にねじります
④ ③の体勢を保ちながら、腹式呼吸を5回くり返します
⑤ 上体を正面向きに戻し、両足を伸ばします
⑥ 反対も同じように行ないます
※息を吐くとともに、ねじりを深めましょう

●猫のポーズ●

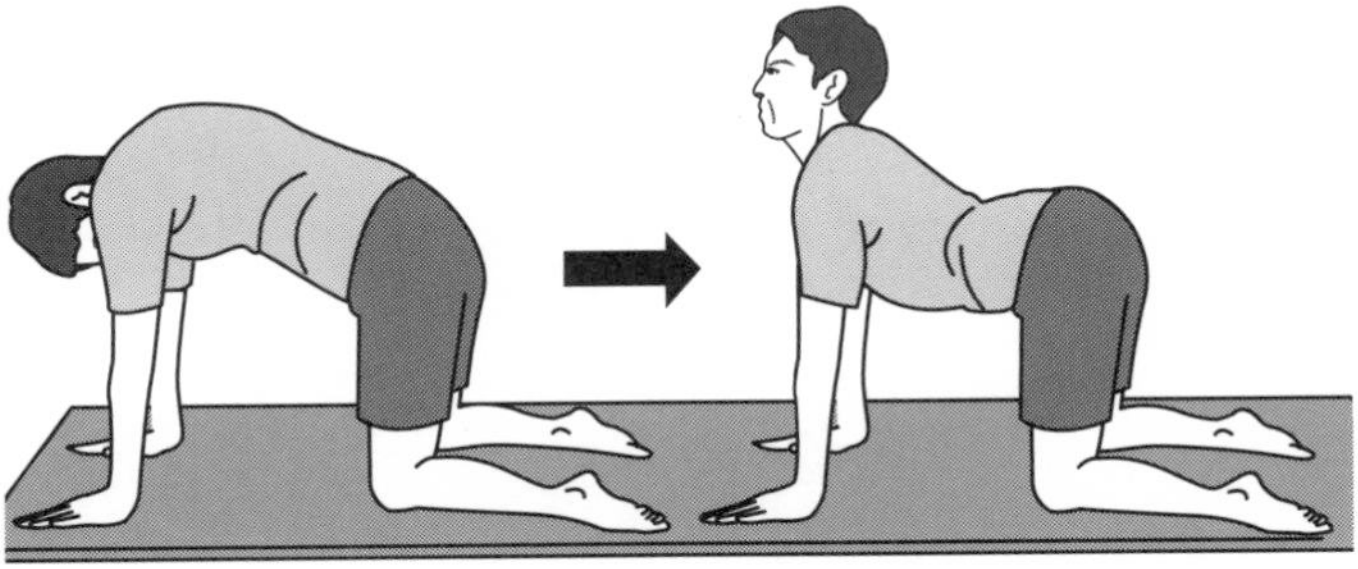

① よつんばいになります。腕は肩幅、足は腰幅の広さです
② 肩の下に手首、ひざは股関節の真下につくよう、体勢を整えます
③ ゆっくりと息を吸いながら背中を反らします
④ ゆっくりと息を吐きながら、上体を元に戻します
⑤ ③〜④を5回くり返します
※呼吸と動きを合わせることがポイントです。背中を反らせたときに、おなかが伸びるのを感じますが、そのときに腸が刺激されているのです

●針の糸通しポーズ●

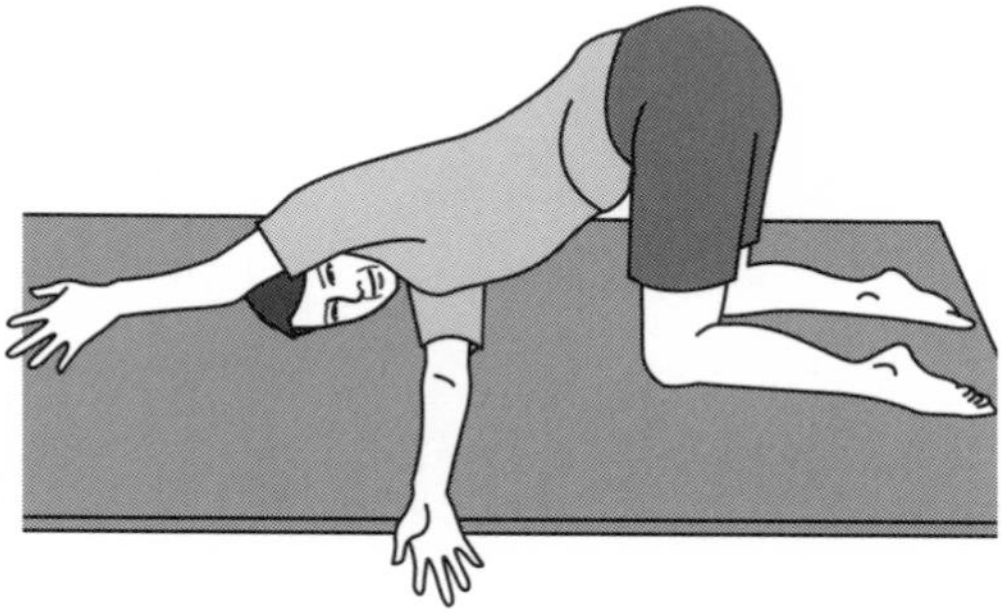

① 腕は肩幅に、足は腰幅に開き、よつんばいになります
② 肩の下に手首、ひざは股関節の真下につくよう、体勢を整えます
③ 右手を一歩前に出し、左手は右脇の下に通し、左肩を床につけます
④ 左肩は、両ひざの真ん中に置きます
⑤ ④の体勢から、息を吸いながら右手を天井方向に伸ばします（天井方向へ伸ばすのがきつい場合は、上のイラストのように、頭の上へ伸ばしてください）
⑥ その体勢を保ちながら、腹式呼吸を5回くり返します
⑦ ①の体勢に戻り、反対も同様に行ないます
※両ひざとお尻が直線になるように。おなかや背中を伸ばしながらねじることで、腸管を刺激します

170〜174ページで紹介したトレーニングとポーズは
YouTube「高野病院便秘チャンネル」内にて、
詳細に紹介しています。下のQRコードよりアクセスしてください。

片足前方移動 上半身ねじり（170ページ上）

仰向けねじり運動（170ページ下）

ヨガのポーズ（171〜174ページ）

おなかのマッサージで排便をうながす

●ただ撫でるだけでは、効果は望めない

おなかをマッサージすると便秘によいということは、比較的よく知られています。手技療法の文献や健康雑誌などでよく紹介されているのが、「の」の字マッサージです。このマッサージを行なうと効果が得られるはずなのですが、「あまり効果がない」という人が多いように思います。

そのような患者さんに、じっさいにどのようにやっているか、目の前で実践してもらうと、おなかをただ撫《な》でている感じの人が多いのです。しかも、数分で終わってしまいます。これでは、効果が得られるはずがありません。

効果を上げるにはコツがあります。

まず、おなかをまんべんなく押してみてください。ゆっくりと押していくと、指の感触で丸いものなど、ボコボコした感じの小さな塊《かたまり》のような何かがあることに気づくでしょう。張っているというか、しこりのように感じるところもあり、そこを強く押すと、ほかの

ところよりも「うっ」と、こたえる感じがします。違和感というか、なんだかいやな感じがすると思う人もいるでしょう。じつは、このような箇所が、マッサージするポイントなのです。

●強弱をつけて押せば、腸の動きが高まる

押し方にもコツがあります。左右の人さし指、中指、薬指の背を合わせて、6本の指先で3～5秒かけて、ぐーっと強く、深く押しこみます。

そのまま1～2秒保ってから、指をパッと離します。強弱をつけることで血流が促進され、腸の動きが高められます。

直に腸にさわっているかのごとく、指をおなかに突っこんでください。私は患者さんに「おなかに指を刺して、指が背中から出てくるようにがんばって押してください」と伝えています。

このような箇所を、一度に5（～10）回くり返し押しましょう。その後にまた、おなか全体をまんべんなく押してみてください。そして、違和感（反応）がある箇所が見つかったら、そこをまた同じ要領で集中的に押します。

●「の」の字マッサージ●

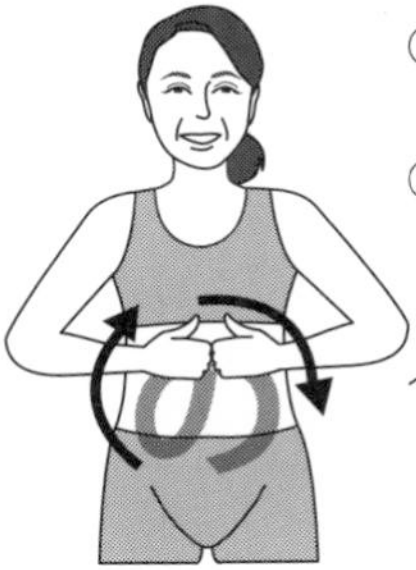

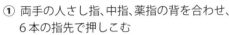

① 両手の人さし指、中指、薬指の背を合わせ、
６本の指先で押しこむ
② ３～５秒かけて押しこんだら、
１～２秒保ったあとに、パッと指を離す

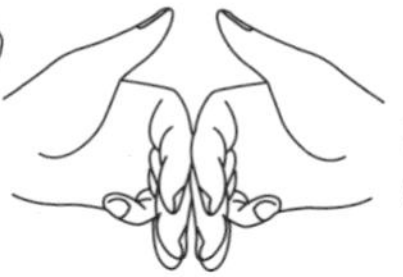

自分から見て時計回りに、
大腸の形をなぞるように
①→②をくり返す

このマッサージを就寝前に行なうと、翌朝の排便を促進する効果があります。その場合、全体をまんべんなく押すことを３～４回くり返し、違和感があった箇所の集中的刺激も各３回行ないます。

また、便をもよおしてトイレに行ったけれど便が出にくいという場合は、便器に腰かけたまま、このマッサージを行なうとよいでしょう。直腸に近い結腸のあたりを押すと、違和感があるはずです。そこを押すと、排便が促されます。

おなかのマッサージは、おざなりに行なうと、ほとんど効果がありません。ていねいに時間をかけて行なってこそ、はじめて有効なものになります。

なお、このマッサージはかならず空腹時に行なってください。夕食の前か就寝前がよいでしょう。

入浴時、お湯につかりながらリラックスして行なうのもおすすめです。

9章

かしこく食べていつも快腸の食習慣

便秘の人は「食物繊維」をどう摂るべきか

●便秘の改善・予防は食物繊維の摂取が基本

日本人は肉食（肉が主食）の歴史が長い欧米人と違い、昔から食物繊維を多くふくむ食品を食べてきました。穀類《こくるい》、豆類、野菜、果物、きのこ、海藻類などです。

食物繊維はこれらの植物性食品に多くふくまれるいっぽう、肉や魚などの動物性食品にはほとんどふくまれません。

そのため、肉が多く、穀類や野菜などの摂取が少ない食事をつづけていると、便は出にくくなります。また、ファストフードをよく食べる人も、食物繊維が不足し、便秘しがちになります。

ふだん、このような食事が多い人は、食物繊維を積極的に摂取することが、便秘の改善や予防の基本となります。

●不溶性食物繊維の過剰摂取が便秘を助長する

食物繊維には、水に溶ける「水溶性」と、水に溶けない「不溶性」があります。大事なのは、この水溶性繊維と不溶性繊維のバランスです。

水溶性繊維は、腸内細菌を整えて腸の働きを活発にしたり、血糖値の上昇を抑制したりするなどの働きのほか、腸で便にぬめりをつけます。

いっぽう、不溶性繊維も、腸管の動きを活発にし、便のかさ（量）を増やします。穀類、イモ類、根菜類などに多くふくまれます。

どちらも腸の動きを活発にしますが、不溶性繊維はとりすぎてしまうと便秘の原因となります。

●食物繊維の分類●

		名称	多くふくむ食品
植物性	不溶性食物繊維	セルロース	野菜・穀類・豆類・小麦ふすま
		ヘミセルロース	穀類・豆類・小麦ふすま
		ペクチン質（不溶性）	未熟な果実・野菜
		リグニン	ココア・小麦ふすま
	水溶性食物繊維	ペクチン質（水溶性）	熟した果実
		植物ガム（グアーガム）	樹皮、果樹など
		粘着性（マンナン）	植物の種子、葉、根など
		海藻多糖類（アルギン酸、ラミナリン、フコイダン）	海藻
動物性		キチン	えび・かに（甲殻類）の殻
		コンドロイチン硫酸	動物食品の骨、腱、軟骨など
化学修飾多糖類		難消化性でん粉	
		ポリデキストロース	

出典：日本食品標準成分表2020年版（八訂）

上の表を見てください。ふだんとっている大半の食品は、不溶性繊維のほうが水溶性繊維よりも多いことがわかるでしょう。

何も意識せずに食物繊維が多い食品をとっていると、不溶性繊維のとりすぎになってしまうでしょう。水溶性繊維の豊富な食品を意識的にとるようにしなければなりません。

●食物繊維が多くふくまれる食品とは

日本人の食物繊維の摂取量の平均は、1950年頃には1人あたり1日20グラムを超えていましたが、最近は1日の平均摂取量は14グラム前後と推定されています。

この変化は、穀類、豆類、イモ類の摂取量の減少が関係しています。しかも、それらの摂取量の減少と背中合わせに、加工食品、レトルト食品の消費量の増加も、食物繊維摂取量の減少の一因となっています。

穀類にかんしては、精白した穀類ばかりでは、食物繊維は不足します。穀類は、外皮《がいひ》など精白して捨てる部分にビタミン、ミネラルや食物繊維が多くふくまれます。白米も、食物繊維はさほどふくまれてはいません。雑穀《ざっこく》のほうが食物繊維は豊富です。精白した小麦でつくるパンやうどんも食物繊維は少なく、これらを多食すると食物繊維が不足する一因となるでしょう。

穀類から食物繊維を摂取するには、玄米や全粒粉の小麦、雑穀などを食べるようにします。麺類ではうどんやラーメンなどの小麦製品ではなく、蕎麦《そば》のほうが食物繊維は多くふくまれています。

●シニアは食物繊維のとりすぎに要注意

この章の冒頭で、食物繊維を多くとることをすすめましたが、じつは「慢性便秘の改善と摂取する食物繊維の量とはかならずしも相関しない」という報告もあります。いったい、どういうことなのでしょうか。

これは、「しっかり食物繊維をとっている人がそれ以上に摂取しても、便秘はよくならない」ということなのです。

そしてもうひとつは、食物繊維の摂取が便秘の改善や予防に効果を発揮するのは「大腸の運動がもともと正常で、しかも食物繊維が不足していた人のみ」ということです。大腸の機能に問題がある人も、食物繊維を多く摂取しても効果は期待できないようです。

また、食物繊維をたくさんとっているけれど、便が硬く出にくいという人や、おなかが張ってガスが溜まって困るという人もいます。このような人の場合、むしろ、食物繊維のとりすぎが便秘の原因となっていると考えられることがあります。

とくにシニアは要注意です。食物繊維のとりすぎは硬い便の原因になります。

解決策としては、若いときの3分の2程度に摂取量を減らすのを目標にします。そして、水溶性繊維の摂取を心がけましょう。さらに、食物繊維をとるときは水分を意識して摂取することに注意してください。

●効率のいい水分摂取のポイントとは

シニアが慢性的な便秘になりやすい要因のひとつに、水分の摂取が少なすぎることが挙げられます。積極的に水分を摂取しなければなりません。

食事摂取基準によると、1日の必要摂取量は約2400ミリリットルです。体内では、栄養素がエネルギーになるときに生成される代謝水があり、その量は約300ミリリットルです。残りの2100ミリリットルは、飲料水から約1000ミリリットル、食事から約1100ミリリットルを摂取します。

摂取した水分は、尿や便から出るのと汗や汗以外で皮膚や呼吸などから出ていく不感蒸《じょう》泄《せつ》をふくめ、1日に約2400ミリリットルが排泄されます。内訳は尿が約1500ミリリットル、便が約100ミリリットル、汗や不感蒸泄が約800ミリリットルです。

水分を何から摂取するかについては、いろいろな考え方がありますが、生水（水道水、天然水などのピュアな水）から摂取するのが基本です。水と水分は分けて考えたほうがよいのです。水とは加工していない天然のピュアな水で、加工した水は水分です。

カフェインをふくむ嗜《し》好《こう》飲料は、カフェインに利尿作用があるため、水分をとっているつもりでも体は脱水し、水不足に陥《おちい》ってしまいます。糖分をふくむ嗜好飲料も計算に入れないほうがよいでしょう。アルコールも利尿作用が強いため、体が脱水します。ですから、アルコールを飲んだときも、水を余計に飲む必要があります。

就寝中に起きてトイレに行く回数が増えるシニア世代の人は、排尿量も多いため、体は脱水します。就寝前までお酒を飲みつづけたり、寝酒をしたりする人では、排尿量はもっと増え、いっそう脱水します。明け方に目が覚めたら180ミリリットル程度の水を飲むとよいでしょう。また、起床後にはかならず水を飲み、夜間の脱水を補《おぎな》いましょう。

そして、シニア世代には、夜間就寝中の尿意、外出中の急な尿意もふくめて、ひんぱんにもよおすのを避けるため、水を飲むのを控える人も少なくありません。それは便秘の一因になりますし、さらには脳梗塞発症の引き金にもなることを知っておきましょう。

なお、水はいっきに飲むと、体内に吸収されず、そのまま尿で出てしまいます。体内に吸収されるためには、ゆっくりと少しずつ飲むことが大事です。

正しい「腸活」で、便秘しらずの毎日に

●腸内環境の悪化は、万病を引き起こす

腸は「健康のカナメ」といわれます。消化器官であるとともに、腸は神経器官であり、免疫器官です。脳と腸は自律神経やさまざまな因子《いんし》を介して密接な関係にあり、腸の調子

が悪くなるとストレスやうつ、さらには自閉症になるほど影響力をもっています。いっぽう、ストレスがあると便秘になることがあります。

腸で重要な働きをしているのが腸内細菌です。腸内細菌には善玉菌や悪玉菌、日和見菌《ひよりみきん》があり、細菌叢《そう》（フローラ）を形成し、腸内環境を整えています。腸管免疫も腸内細菌がつかさどっています。

ところが、腸内細菌のバランスが崩れ、悪玉菌が勢力を広げると、さまざまな病気が発症することがわかってきました。腸内環境に問題があると、アレルギーや腸の免疫性疾患を発症することになります。

そして、腸内細菌の乱れと腸内環境の悪化は、便秘の原因となります。

●腸内環境を改善する食品を上手に組み合わせる

腸内細菌の重要性が解明されてきて、プロバイオティクスが登場し、つぎにプレバイオティクスが登場してきました。バイオティクスは「生物」を意味します。

プロバイオティクスは、腸に有益な生物（細菌）で、腸内細菌のバランスをとることで腸内環境を整え、便秘や下痢の改善のほか、免疫力をつけてくれたりします。

具体的には、乳酸菌、ビフィズス菌を指し、プロバイオティクスをふくむ食品に乳酸菌飲料、ヨーグルト、チーズ、納豆、味噌、漬物などがあります。

プレバイオティクスは、「プレ」という英語からイメージできるかと思いますが、腸内にいる善玉菌のえさとなり、その活性化を助ける食品成分のことです。

プレバイオティクスの成分には、オリゴ糖や乳糖、食物繊維があります。これらをふくむ食品に大豆、牛乳、納豆、根菜類、海藻類、アスパラガス、キャベツ、ホウレンソウ、キウイ、リンゴなどがあります。

さらには、プロバイオティクスとプレバイオティクスを組み合わせたものとしてシンバイオティクスが登場しました。英語では「synbiotics」とつづり、「シン」は「共同」の意味です。

具体的には、プロバイオティクスとプレバイオティクスを同時にとります。腸内で働く細菌と、そのえさを同時に摂取し、体内に入れることによって細菌にしっかり働いてもらい、腸内環境をよくするという考え方です。

たとえば、一般的に乳酸菌は消化液に弱く、そのため腸に届きにくいと見られています。そこで、乳酸菌とともに、そのえさとなるプレバイオティクスをふくむ食品をとると、乳酸菌が腸までたどり着き、働いてくれるというわけです。

具体的には、つぎのようなとり方があります。
・ヨーグルトとキウイ
・漬物と納豆
以上のような過程のなかから、納豆やヨーグルトなどといった発酵食品が人気になり、食物繊維の重要性が注目されるとともに、「腸活」が広まってきたととらえることができるでしょう。

●発酵食品を食べすぎると、腸を傷つけてしまう

納豆やヨーグルトなどの発酵食品は、腸内細菌のえさになり、善玉腸内細菌を増やして腸を活性化し、腸内環境を整えます。そのため、便秘の改善や予防に効果があるといわれています。

しかし、納豆やヨーグルトを食べると、便通が悪くなるという人もいます。あるいは、キムチ鍋でキムチをたくさん食べたら下痢をしたという人もいます。

じつは、発酵食品は食べすぎると腸によくないと考えられています。

発酵食品（酵母菌）をとりすぎると、腸内に存在するカンジダ菌が増殖し、その菌の型が変化し、これが腸壁を傷つけます。そして、腸のなかにカビ（カンジダ菌）が繁殖し、腸内細菌に悪影響を及ぼし、腸内の免疫系が正常に働かなくなります。

その結果、感染症やリウマチなどの自己免疫疾患、がんなど、さまざまな病気が誘発されると指摘されています。

人気の発酵食品やヨーグルトを便秘の改善や予防のために用いるのはよいと思いますが、そればかりとるのはどうなのでしょうか。

たとえ、じっさいに効果があると感じていても、ひとつだけをとりつづける必要はないといってよいでしょう。腸によい食品はさまざまあるからです。

常用するとしても、毎日ではなく、週に1〜2回以内にとどめ、便秘によいといわれるいろいろな食品を食べるようにすればよいでしょう。

●発酵食品や食物繊維の問題を解決する「低FODMAP食」

プロバイオティクスやプレバイオティクス、シンバイオティクスは、どれも基本的には便秘の改善や予防に有効です。しかし、誰にも合うというわけではありません。

便通をよくするために発酵食品や食物繊維の多い食品をとっているが、便の出はさほどよくないし、おなかが張って仕方がないと訴える人が少なくありません。かえって、便が詰まるという人もいます。

このような問題を解決する方法として、新たに考案されたのが低FODMAP食という方法です。

発酵食品や食物繊維が多い食事の何がよくないのでしょうか。一因として関係していると考えられるのが、FODMAP食品といわれる一群の食品のとりすぎです。これらの食品をたくさん摂取すると、人によっては腸内細菌が活発に発酵されてガスを発生し、腹部膨満《ぼうまん》を引き起こします。ガスは出るが便が出ず、おなかが張って苦しくなります。

FODMAPは、発酵性(Fermentable)食品と、オリゴ糖(Oligosaccharides)、二糖類(Disaccharides)、単糖類(Monosaccharides)、そして(And)、ポリオール(Polyols)の頭文字をとった言葉です。食品によって、これらの成分をふくむ量は異なります。

これらを多くふくむ食品と、少ししかふくまない食品に分類し、前者を「高FODMAP食品」、後者を「低FODMAP食品」と呼んでいます。

高FODMAP食品には、大麦、小麦、うどん、パン、クッキー、ピザ、パイなどがあります。いっぽう、低FODMAP食品には、米、米粉類、蕎麦などの穀類、ブロッコリー、トマト、ニンジンなどの野菜、イモ類などがあります。

高野病院では、高FODMAP食にて腹部膨満やガス症状を訴える入院患者さんに、低FODMAP食を提供しています。

発酵食品や食物繊維が多い食事では、便の出がさほどよくありません。便通が悪い、あるいは腹部膨満もあると訴える患者さんには、高FODMAP食品を避け、低FODMAP食品を4週間とっていただいています。そうすると、便の出がよくなり、腹部膨満が軽減してきます。

また、先にもお話ししましたが、シニア世代になると、腸内細菌の組成《そせい》が変化し、悪玉菌が増加して、善玉菌が急速に減っていきます。そして、このことが排便の悪さに影響します。

高野病院では、腸内細菌の組成の変化によって慢性便秘を訴える患者さんに対しては、腸活を指導し、実践していただいています。具体的にはプレバイオティクスか低FODMAP食のどちらかを、患者さんの体質などに合わせて選びます。

腸内細菌の組成が正常に近づくことが、慢性便秘の改善に役立ちます。

●参考文献

『慢性便秘症診療ガイドライン2017』日本消化器病学会関連研究会 慢性便秘の診断・治療学会編（南江堂）

『オールガイド食品成分表2023』実教出版編集部（実教出版）

『身体のしくみとはたらき――楽しく学ぶ解剖生理』増田敦子（サイオ出版）

『よくわかる高齢者の排便障害』高野正博編著（弘文社）

『なぜ？どうする？がわかる！ 便秘症の診かたと治しかた』中島淳編（南江堂）

『うんこのつまらない話』三原弘（中外医学社）

『ウンチ学博士のうんちく』長谷川政美（海鳴社）

『カラダのすべてを肛門は知っている』赤羽拓弥監修（カンゼン）

『新しい腸の教科書――健康なカラダは、すべて腸から始まる』江田証（池田書店）

『究極のヨーグルト健康法――ここまでわかった乳酸菌パワー』辨野義己（講談社＋α文庫）

『慢性便秘・ガス腹・過敏性腸症候群 便秘外来と腸の名医が教える最高の治し方大全』三輪洋人、中島淳、小林弘幸、三原弘、小林暁子（文響社）

『健康はシモのほうからやってくる』藤田紘一郎（三五館）

『糖尿病を治したければ、腸内細菌を変えなさい』藤田紘一郎（主婦の友インフォス情報社）

『エルヴィス・プレスリー――世界を変えた男』東理夫（文春新書）

『天才の軌跡』堀口尚夫（幻冬舎ルネッサンス新書）

『うんちエイジング 便秘治療のウソホント』高野正太（柏艪舎）

その他、学会報告等

高野正太 たかの・しょうた

1970年、熊本市生まれ。東京医科大学医学部卒。慶應義塾大学病院外科および一般・消化器外科を経て、特定医療法人社団高野会・高野病院に入職。米国Cleveland Clinic Floridaにて肛門領域の診療を学んだ後、肛門科部長、大腸肛門機能診療センター長を経て、現在は社会医療法人社団高野会大腸肛門病センター高野病院院長。専門領域は肛門科、大腸肛門機能科。高齢者の便秘に詳しい。専門医としてテレビ番組出演多数。YouTube『高野病院チャンネル』にて動画配信中。日本大腸肛門病学会評議員・指導医・専門医、日本外科学会会員。

シニアの便秘は寿命を縮める

二〇二三年四月二〇日　初版印刷
二〇二三年四月三〇日　初版発行

著　者——高野正太

企画・編集——株式会社夢の設計社
東京都新宿区早稲田鶴巻町五四三　郵便番号一六二-〇〇四一
電話（〇三）三二六七-七八五一（編集）

発行者——小野寺優
発行所——株式会社河出書房新社
東京都渋谷区千駄ヶ谷二-三二-二　郵便番号一五一-〇〇五一
電話（〇三）三四〇四-一二〇一（営業）
https://www.kawade.co.jp/

DTP——アルファヴィル

印刷・製本——中央精版印刷株式会社

Printed in Japan ISBN978-4-309-29282-3